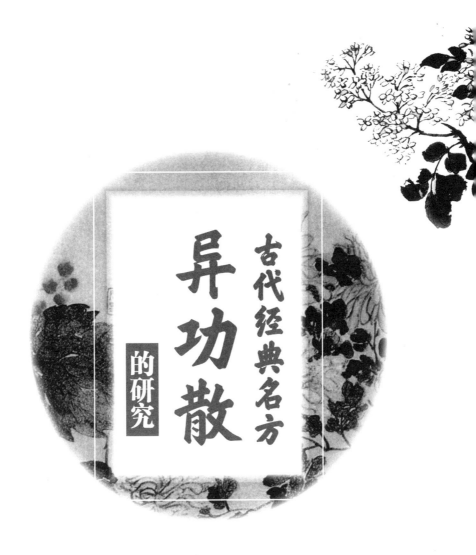

古代经典名方

异功散
的研究

罗梅宏 主编

U0314353

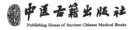
中医古籍出版社
Publishing House of Ancient Chinese Medical Books

图书在版编目（CIP）数据

古代经典名方异功散的研究 / 罗梅宏主编. -- 北京:
中医古籍出版社, 2021.12
ISBN 978-7-5152-2075-8

Ⅰ.①古… Ⅱ.①罗… Ⅲ.①六君子汤—研究 Ⅳ.
①R286

中国版本图书馆CIP数据核字（2022）第000204号

古代经典名方异功散的研究

罗梅宏 主编

策划编辑	姚 强	
责任编辑	李 炎	
封面设计	韩博玥	
出版发行	中医古籍出版社	
社 址	北京市东城区东直门内南小街16号（100700）	
电 话	010-64089446（总编室）010-64002949（发行部）	
网 址	www.zhongyiguji.com.cn	
印 刷	三河华东印刷有限公司	
开 本	880mm×1230mm 1/32	
印 张	6.125	
字 数	132千字	
版 次	2021年12月第1版 2021年12月第1次印刷	
书 号	ISBN 978-7-5152-2075-8	
定 价	58.00元	

编 委 会

序 一

中医学的理法方药是一个完整且完善的体系，环环相扣，浑然一体，不仅是辨证论治的具体体现，而且是中医临床思维的具体体现。理、法是方、药之据，方、药是理、法之具。理是揭示疾病本质的特有方式，也是"治病求本"的具体要求。法是临床具体的治疗方法，是原则、是方向。方是治疗疾病的主要手段，是药物的有机组合，既能突出主题，显示协同作用，又能物尽其用，扬长避短，方从法出、方随证设。药是组成方剂的基本元素，药有个性专长（四气五味），需唯才是举、唯才是用。因此理、法属形而上，是道；方、药属形而下，是术。当代社会的疾病经常出现新情况、新特点，社会对疾病疗效也有新期望、新要求，这就需要中医的理论与临床有新发展、新提升。对于血液系统疾病的诊治也是如此。中医药的创新与发展必须从理、法着手，利用现代的科学技术，系统详尽地阐释其内涵精髓，才能从方、药层面有实质的突破。

慢性病贫血虽然不是疑难杂症，但却是非常难治的一种血液疾病。几乎每日都见，也常因继发于其他疾病后而导致治疗办法不多或治疗更加复杂困难。罗梅宏主任是我的硕士研究生和博士研究生，天资聪慧、勤于思考，学贵沉潜，融中汇西，多年来一直聚焦慢性病贫血问题，她深知理、法层面的突破才是破解这一难题的关键所在。经过十余年系统研究，基本

1

明确了"脾运无权"是慢性病贫血的中医核心病机，运脾法自然是不二之选，运脾法的代表名方"异功散"出自宋代名医钱乙所著《小儿药证直诀》一书，专为小儿脾胃虚弱而设，现临床应用九百余年，方证（方剂的适应证）也由小儿脾胃病扩展至内科杂病，甚至包括部分外科疾病。利用现代科技手段，对异功散治疗慢性病贫血进行系统深入的基础与临床研究，提示异功散通过调整铁稳态、改善铁利用实现治疗作用。系列研究成果不仅丰富了"脾主运化"与"运脾生血"的理论内涵和物质基础，也对中医理论的现代化研究提供了研究思路和方法，让古老的中医再放华光。

江山代有才人出，中医事业的接班人必须具有真心、热心、恒心，罗梅宏教授便是代表。其系列研究成果整理成册，名曰《古代经典名方异功散的研究》，内容丰富，字若珠玑，尽显中医现代精粹，令见者如品珍茗，唇齿留香，其中妙思，亟待后学潜心探究，推陈出新。文字材料洋洋洒洒，虽不能尽言，但其精华可窥八九，其用心令学者肃然。

今书稿即将付梓，欣然之际，遂研墨润毫为之作序，若有不逮，还祈同道见宥。

中华中医药学会血液分会名誉主任委员
中国民族医药学会血液分会名誉会长
全国名老中医药专家学术经验继承工作指导老师
全国名中医
黑龙江中医药大学教授
孙伟正
2021年3月于哈尔滨

序 二

我是罗梅宏主任的博士后合作导师，从相识之日算起已有十八年之久，一方面慨叹"未觉池塘春草梦，阶前梧叶已秋声"；一方面欣喜"不经一番寒彻骨，怎得梅花扑鼻香"。

这些年我一直关注着罗主任的成长，在她身上体现出年轻人少有的韧劲和踏实。她选择了百姓日见而不识的疾病——"慢性病贫血"作为自己的一个研究方向，慢性病贫血常因继发于其他疾病而不被关注，病家多有忽视之际，医者也有轻视之时，处理不当，小则伤财，大则殒命，足见慢性病贫血诊治的重要。罗主任清楚地认识到这一点，率领团队从临床需求出发，从科技原创着手，潜心研究数载，在古籍中寻宝，在经典中觅玉，行远自迩，笃行不息，终于找到了打开中医药治疗慢性病贫血的钥匙——异功散。围绕慢性病贫血，她所带领团队先后获得国家自然科学基金委员会资助项目4项、上海市科学技术委员会资助项目3项，包括基础研究和临床研究，研究成果系统阐明了慢性病贫血的中医核心病机是"脾运失权"，异功散能通过健运脾气，调整体内铁代谢失衡状态，改善铁过载，促进铁利用，进而实现治疗作用。同时也为中医"脾主运化"和"运脾生血"理论找到了科学依据和物质基础，为其他中医理论的系统研究提供了范例。

异功散的详尽研究成果结合文献研究形成专著已是顺理

成章之事，在其书稿付梓之际，邀我作序。通读书稿，进一步加深了我对异功散的理解，也感受到罗主任对慢性病贫血思考之深、思考之广、思考之高，看到高徒成绩斐然，硕果甘甜，甚为自豪。同时也深知在当今人心浮躁，以追求名利为时尚的社会环境中，这种对中医及学术问题孜孜以求的精神是多么难能可贵，这是中医之幸，健康之幸，病家之幸！预祝她未来再创佳绩！

余怀欣慰之心，谨此作序以贺。

上海中医药大学二级教授

上海市名中医

全国名老中医药专家学术经验继承工作指导老师

周永明

2021年3月于上海

前　言

　　作为一名中医医师，学习并背诵《方剂学》是中医的基本功之一，但学会的大多数方剂都只限于临床应用，并没有深入细致地了解和挖掘其中的内涵。直到15年之前，本人开始关注铁代谢相关疾病——慢性病贫血的中医病机问题，遍览古籍及文献，重新审视中医关于"脾为气血生化之源"的论述，发现"脾主运化"存在"主运"与"主化"的不同，而"脾主运"的功能在慢性病贫血的铁代谢紊乱中发挥更为关键的作用，于是10年前本人提出该病与铁的失利用与"脾运失权"所导致的铁不能正常输布有关，治疗上应以"运脾"为基本大法。

　　经典名方异功散（出自钱乙《小儿药证直诀》）是"运脾法"的代表方剂，通过对该方治疗慢性病贫血的临床与实验系列研究，进一步证实了中医理论的科学性、先进性、实用性。但在研究和总结过程中，我们发现异功散存在多个版本，仅方剂组成就有多种记载。又，方有加姜、枣同煎，亦有不加者。此外，今之异功散直接煎煮，古之异功散为散后再煎煮。那么，此两种方法会有什么不同？为散煎煮的用量、方法又如何？再者，异功散为脾胃虚弱、中焦气滞证而设，为何在改善慢性病贫血铁代谢及贫血中有效？古籍及现代研究中是否有治疗类似慢性病贫血或其他疾病的记载（慢性病贫血源于多种基础性疾病）？为了寻求答案，我们对异功散进行了文献研究，结果发现这一经典名方的源流、演变、应用等内容远远超出我们日常所学，整理出版一本关于异功散专著的想法油然而生，于是便组织编写了这本小而实用的袖珍专著，不仅是为了分享研究成果，更希望能给同道、后学一定的启示。

本书内容由"异功散源流考证""异功散相关的古代医案"和"异功散的现代应用研究"三部分组成。首先正本清源，揭示其方源，对其同名方剂加以区别，形成书籍的第一部分"异功散源流考证"，主要内容有异功散的历史源流、组方、剂量和炮制方法。第二部分是"异功散相关的古代医案"，以异功散治疗的疾病为目次，包括痢疾、泄泻、脱肛等14种疾病。第三部分是"异功散的现代应用研究"，从异功散的临床应用、异功散全方的机制探讨及异功散各组成药物抗炎机制研究三个方面分述。

本书在确定编撰体例和撰写成书过程中体现了"经""敬""径""精"四种境界。"经"，通过本书的编撰，尽量将经典理论（脾主运）、经典名方（异功散）的内涵认真总结好、阐释好、应用好；"敬"，通过本书的编撰，向中医经典（《黄帝内经》）致敬、向先贤（钱乙等）思想致敬；"径"，通过本书的编撰，为中医经典的现代认识提供途径，为其他名方的研究总结提供范例；"精"，通过本书的编撰，形式上尽力做到精益求精，质量上尽力做到精金美玉。

罗梅宏及徐艳秋、侯金才主要负责书稿的构思、框架及内容甄别，苏大明主要组织文献检索，并与李敏、覃晋、徐丽丽共同完成文献检索及整理。郑秦、石岭、张爱萍、姜一陵、吴志豪、徐海涛、季玉婷是本人所在研究团队的成员，主要参与异功散治疗慢性病贫血的研究，并进行了相关内容的总结。"异功散各组成药物抗炎机制研究"由本人的研究生夏黎、胡洁撰写。这本袖珍专著是编委会全体成员共同努力的结晶，在书将付梓之际，我特向各位副主编、编委深深致谢！感谢他们夜以继日的付出和宝贵的贡献。

感谢中国中西医结合学会副会长、上海中西医结合学会名誉会长、华山医院王文健教授在科学研究方面对我的引领、教导、帮助，让我在10年前拿到第一桶金（国家自然科学基金青年项目），使我们的研究得以更快、更高发展！感谢所有对我们的研究提供帮助的领导、师长、同道、同学、学生。

特别感谢我的好友，上海中医药大学内经教研室主任邹纯朴教授。10年前，当我形成科学假说——"脾运失权"是慢性病贫血铁代谢异常的中医病机之后，正苦于找不到合适的方剂来进行研究、验证，百思而不得其解之际，我把想法讲给邹教授听，中医功底深厚的他脱口而出："异功散啊！它可是"运脾法"的代表方剂啊！"并打消我"一个儿科方，能行吗"的顾虑，于是才有了我之后的研究，以及这本专著的问世。

囿于编者水平有限，书中不足、疏漏之处在所难免，愿求教于广大同仁，不吝批评斧正。

罗梅宏

2021年3月于上海

目　录

第一部分　异功散源流考证

第二部分　异功散相关的古代医案

第三部分　异功散的现代应用研究

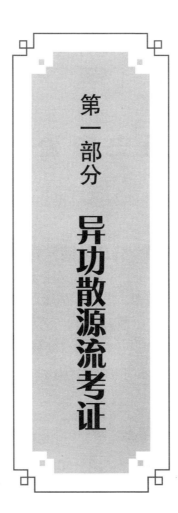

第一部分

异功散源流考证

第一章

历 史 源 流

第一节　异功散同名异方

　　欲对异功散正本清源，揭示其方源，就必须对其同名方剂加以区别。经查，《方剂大辞典》[1]《中医大辞典》[2]《中医方剂大辞典》[3]共载有22首异功散方剂，其来源、主治、功效、组成等均有不同，现将这些方剂分门别类列出，以示区别。

一、治疗风疾之异功散

　　【方源】《圣济总录》卷十八。

　　【组成】天麻（酒渍，焙）　赤箭　松黄　鬼臼　安息香（研）　羌活（去芦头）　款冬花　枫香脂（研）　天蓼花　侧柏叶　苍耳各一两　苦参一两半　何首乌（炮，去黑皮）　细辛（去苗叶）　防风（去叉）　蔓荆实（去浮皮）　藁本（去苗土）　牛膝（切，焙）　地骨皮（去土）　甘草

（炙，锉）　乳香（研）　天门冬（去心，焙）　麦门冬（去心，焙）　丹砂（研）　萆薢　木香　虎骨（酒炙）　当归（切，焙）　天南星（炮）　干蝎（炒）　乌蛇（酒浸，去皮骨，炙）　白花蛇（酒浸，去皮骨，炙）　麻黄（去根节）　雄黄（研）　附子（炮裂，去皮脐）　芎䓖　白僵蚕（直者，炒）　桂（去粗皮）　鸡舌香（研）各半两

【用法】上为散，入云母粉六两研，和匀。每服一钱半匕，腊茶或米饮调下。每日三次。

【主治】大风疾（涂药后）。

二、治疗久咳之异功散

【方源】《圣济总录》卷六十五。

【组成】陈粳米一升（生姜半斤，捣自然汁浸，焙干）　厚朴（去粗皮，涂生姜汁，蜜炙）二两　诃黎勒（煨）三枚（小者）　槟榔（锉）一枚　甘草半两（半生半炙，锉）

【用法】上为散。每服一钱匕，食后米饮调下。每日三次。

【主治】久咳嗽。

三、治疗吐血之异功散

【方源】《圣济总录》卷六十八。

【组成】人参一两。

【用法】上为极细末。五更鸡鸣时，打鸡子清调和稀糊，匙抄服；若服一两人参尽甚好，不尽，半两亦可。服讫却卧。

【主治】吐血。

四、治疗痔疮之异功散

方一

【方源】《圣济总录》卷一四一。

【组成】黄牛角䚡一枚（碎） 蛇蜕皮一条（白者） 猪牙皂荚五梃（锉） 鲮鲤甲半两

【用法】上入瓷瓶内，黄泥封固，候干，先以小火烧令烟出，后用大火煅令通赤为度，取出摊冷，为散。先用胡桃肉一枚，分作四份，取一份，临卧时细研如糊，温酒调下，便睡，先引出虫；至五更时，用温酒服药散二钱匕，至辰时更一服。虽患年久，不过三服愈。

【主治】五种痔疾，肠风泻血，外痔内痔；脱肛，下部四边有胬肉如乳。

方二

【方源】《医方类聚》卷一八四引《吴氏集验方》。

【组成】黄柏皮三钱（以蜜涂，火炙五次） 白矾一钱（飞过） 鹰爪黄连一钱半 脑子半钱 麝香一字 荆芥穗半钱 甘草半钱（蜜炙三次）

【用法】上为末。先以荆芥、黄连、黄柏皮、白矾、百药煎、川椒木、葱各少许，以水十碗，煎至七碗，用盆盛之，盖盆面小窍，就疮口熏之，水温洗疮净，以净软绢片拭干，以前药干撒于疮口。

【主治】痔漏下疳，连肕疮，面上伽摩罗疮，脑疽，恶毒脓血不止，腥臭，生虫疮。

五、治疗儿科疾病之异功散

方一

【方源】《幼幼新书》卷二十七引《刘氏家传》。

【组成】藿香　白术（炒）　人参　白茯苓　陈皮　木香　肉豆蔻（面裹，煨）　甘草各等分

【用法】上为末。每服小半钱，以紫苏饭饮调下。

【主治】胃气不和，脏腑泄泻，不思乳食；或呪奶呕逆。

方二

【方源】《保婴撮要》卷七引汤氏方。

【组成】泽泻三钱　猪苓（去皮）三钱　陈皮二钱半　白术　茯苓　人参各五钱　辰砂一钱

【用法】上为末，炼蜜为丸，如芡实大。每服一丸，灯心草竹叶汤化下。

【功用】①《保婴撮要》：止渴，消暑，生津。②《景岳全书》：补脾胃。

【主治】小儿脾胃虚寒，泻痢兼呕，或腹中作痛。

方三

【方源】《奇效良方》卷六十四。

【组成】人参　白术　茯苓　甘草（炙）　白扁豆　薯蓣各等分

【用法】上为末。每服二钱，用水六分，加生姜二片，红枣一枚，煎至四分服，不拘时候。

【功用】温中和气。

【主治】小儿吐泻思食，小儿虚冷病。

方四

【**方源**】《小儿药证直诀》卷下。

【**异名**】五味异功散（《疬疡机要》卷下）。

【**组成**】人参（切去顶） 茯苓（去皮） 白术 陈皮（锉） 甘草各等分

【**用法**】上为细末。每服二钱，水一盏，加生姜五片，大枣两个，同煎至七分，食前温服，量多少与之。

【**功用**】益气补中，理气健脾。①《小儿药证直诀》：温中和气。②《保婴撮要》：温补脾胃，调补元气。③《杂病源流犀烛》：调气益气。

【**主治**】脾虚气滞。饮食减少，胸脘痞闷，食入作胀，大便溏薄，神疲气短，身体羸瘦，或面部浮肿者。①《小儿药证直诀》：小儿虚冷吐泻，不思乳食。②《女科撮要》：脾胃虚寒，饮食少思；或久患咳嗽；或腹满不食，面浮气逆。③《疬疡机要》：食而难化，大便不实。④《保婴撮要》：脾胃虚弱，惊搐痰盛，睡而露睛，手足指冷，肺痿喘咳短气；或胃气虚寒，面色㿠白，目无睛光，口中气冷，不食吐水，肌瘦腹痛；或禀赋虚弱，肌肉消薄，荣卫不足而患疮疡，不能收口；或虚热上攻，口舌生疮。⑤《明医指掌》：小儿未断乳，母复有胎儿，饮其乳而患魃病，羸瘦骨立，发黄壮热，大便不调。

方五

【**方源**】《片玉痘疹》卷三。

【**组成**】人参 白术 白茯苓 甘草（炙） 陈皮 山药 莲肉 木香 青皮 诃子（面包，火煨，取肉） 泽泻 升麻 车前子（炒）

【**用法**】大枣、莲肉、糯米为引，水煎，空心服。

【主治】小儿元气下陷，痘疹光壮面色灰白，里虚作泻无后重者。

方六

【方源】《准绳·幼科》卷一。

【组成】龙骨（煅）　薄荷叶　蛇床子各二钱　轻粉半钱

【用法】上为极细末。少许干掺脐。

【主治】脐中疮。

方七

【方源】《种痘新书》卷三。

【组成】白术一两　茯苓八钱　黄芪一两　当归（土炒）八钱　陈皮四钱　半夏四钱　木香四钱　丁香三钱　豆蔻六钱（去油）　诃子（煨，去核）五钱　肉桂（去皮）五钱　人参一两

【用法】上为末服。

【主治】痘疮虚寒泄泻，灰白不起，咬牙寒战。

方八

【方源】《种痘新书》卷四。

【组成】人参　白术　当归　陈皮　半夏　厚朴　茯苓　丁香　木香　豆蔻　附子

【用法】水煎服。

【主治】小儿脏寒，痘疹不能发毒而腹胀，痘淡白，脉微缓。

方九

【方源】《揣摩有得集》。

【组成】潞参一钱　白术一钱（炒）　云苓一钱　陈皮

五分　制草五分　蔻米五分（研）

【用法】生姜、大枣为引，水煎服。

【主治】小儿脾胃虚寒，吐泻不食。

六、治疗咽喉疾病之异功散

方一

【方源】《幼幼新书》卷三十四引《张氏家传》。

【组成】盆消一两　甘草（炙）六钱　诃子肉　白僵蚕　贯众　马勃　蛇蜕（点油醋，慢火炒黄）各半两　硼砂　玄精石各一两

【用法】上为细末。每服一字，以芦管吹喉内；缠喉风，每服半钱，以磨刀水调下；寻常置舌根下。

【主治】缠喉风，疟腮，喉痹，及咽喉一切患。

方二

【方源】《中国医学大辞典》引《疫痧草》。

【组成】斑猫（去翅足，糯米炒黄，去米）四钱　血竭　没药　乳香　全蝎　玄参各六分　麝香三分

【用法】共为细末，瓷瓶收藏，封口，切勿走气。用寻常膏药一张，取此散如黄豆大，贴项间；患左贴左，患右贴右，患中贴中。三四时起泡，用银针挑破即愈。凡阴证起泡更速。

【功用】《中药成方配本》：吊泡拔毒。

【主治】烂喉风，喉闭，双单喉蛾。

七、治疗妇科疾病之异功散

方一

【方源】《续本事》卷三。

【组成】牡丹　芍药　白芷　干姜各三钱　当归　陈皮（去白）　官桂　延胡索　乌药　川芎　苦梗　各半两

【用法】上为末。每服二钱，加生姜三片，酒、水各半盏，煎至七分，温服；初生产时，每日三次，七日后渐减次数，至十日。

【主治】妇人血冷气痛，心胸烦闷，不思饮食，四肢无力，头目昏疼，寒热往来，状似劳倦。

方二

【方源】《广嗣纪要》卷十一。

【组成】人参　白术　白茯苓　炙甘草　陈皮　当归　黄芩　柴胡各等分

【用法】上为末。每服一钱，米饮调下。每日三次。

【功用】补脾和胎。

【主治】妊娠疟久。

八、治疗盗汗之异功散

【方源】《杨氏家藏方》卷二十。

【组成】浮小麦（不以多少，拣净，炒令焦，薄纸衬于地上放冷）

【用法】上为细末。每服三钱，用煮软猪嘴薄切数片，临睡捏药吃；不食荤者，用白汤点服。

【主治】盗汗不止。

九、治疗郁病之异功散

【方源】《保命歌括》卷十一。

【组成】人参　白术　白茯苓　陈皮　苍术　香附　抚芎　神曲各等分　炙草减半

【用法】上为末。每服二钱。

【功用】补脾胃。

【主治】诸郁。

十、治疗痢疾之异功散

【方源】《症因脉治》卷四。

【组成】白术　人参　陈皮　白茯苓　炙甘草　木香　诃子　肉果

【主治】脾元不足，有痢无积，久不愈者。

十一、治疗三焦痛之异功散

【方源】《点点经》卷一。

【组成】腹皮二钱　当归二钱　木通六分　乳香　没药　沉香　木香　丁香　甘草各三分

【用法】四香研末，葱为引，冲服。

【主治】酒病初发，形如感冒，被医误治，三焦大痛。

十二、治疗痘疮之异功散

【方源】《回春》卷七。

【组成】当归　川芎　人参（减半）　黄芪　白术（去芦）　白茯苓（去皮）　诃子（煨，取肉）　大附子（面包

煨，去皮脐）　半夏（姜汁炒）各一钱　厚朴（姜汁炒）　肉
桂各八分　小丁香七枚

【用法】上锉一剂。水一钟，煎至八分，温服。

【主治】痘疮寒战咬牙，痒塌泄泻；胃虚里热干呕。

22首以异功散命名的方剂，其中，治疗儿科疾病的方剂
最多，共有9首（6首治疗泄泻性疾病）；治疗痔疮疾病2首；
治疗妇科疾病2首；治疗风疾、久咳、吐血、喉疾、盗汗、郁
病、痢疾、三焦痛、痘疮等疾病各1首。临床应用最多者当属
钱乙《小儿药证直诀》所载治疗脾虚气滞的异功散，本书研究
之异功散即为此方。

从目前搜集到的所有以异功散命名的方剂主治情况来
看，真正用于治疗胃肠疾病的，不包括本书介绍之异功散，
共有6首，详见下表。就组成来看，此6首方剂与本书介绍之
异功散也较为接近。值得注意的是，其中源自《幼幼新书》
《保婴撮要》《奇效良方》《揣摩有得集》的4首，就主治来
看与本书介绍之异功散十分接近。因此，极有可能是本书介绍
异功散发展变化过程中的重要衍化方剂。

来源书	组成	用法	主治
《幼幼新书》	藿香　白术（炒）　人参　白茯苓　陈皮　木香　肉豆蔻（面裹，煨）　甘草	上为末。每服小半钱，以紫苏饭饮调下	胃气不和，脏腑泄泻，不思乳食，或呃奶呕逆
《保婴撮要》	泽泻三钱　猪苓（去皮）三钱　陈皮二钱半　白术　茯苓　人参各五钱　辰砂一钱	上为末，炼蜜为丸，如芡实大。每服一丸，灯心草竹叶汤化下	小儿脾胃虚寒，泻痢兼呕，或腹中作痛

续表

来源书	组成	用法	主治
《奇效良方》	人参 白术 茯苓 甘草（炙） 白扁豆 薯蓣各等分	上为末。每服二钱，用水六分，加生姜二片，红枣一枚，煎至四分服，不拘时候	小儿吐泻思食，及小儿虚冷病
《揣摩有得集》	潞参一钱 白术一钱（炒） 云苓一钱 陈皮五分 制草五分 蔻米五分（研）	生姜、大枣为引，水煎服	小儿脾胃虚寒，吐泻不食
《种痘新书》	白术一两 茯苓八钱 黄芪一两 当归（土炒）八钱 陈皮四钱 半夏四钱 木香四钱 丁香三钱 豆蔻六钱（去油） 诃子（煨，去核）五钱 肉桂（去皮）五钱 人参一两	上为末服	痘疮虚寒泄泻，灰白不起，咬牙寒战
《种痘新书》	人参 白术 当归 陈皮 半夏 厚朴 茯苓 丁香 木香 豆蔻 附子	水煎服	小儿脏寒，痘疹不能发毒而腹胀，痘淡白，脉微缓

第二节　异功散释名与源流

　　本书介绍之异功散，据《中医大辞典》记载，出自钱乙所著《小儿药证直诀·卷下·诸方·异功散》。《小儿药证直诀》是宋代医家钱乙的代表作，也是我国现存最早的儿科学专著，由阎孝忠搜集其生前相关医治、医方、医案等整理编辑而成。原文载："温中和气，治吐泻，不思乳食。凡小儿虚冷病，先与数服，以助其气。人参（切去顶）、茯苓（去皮）、白术、陈皮（锉）、甘草各等分。上为细末，每服二钱，水一盏，生姜五片，枣两个，同煎至七分，食前，温量多少与之。"

异，这里取其奇特或不平凡的意思。如《诗经·邶风·静女》："自牧归荑，洵美且异。"高亨注："异，出奇。"韩愈《龊龊》云："大贤事业异，远抱非俗观。"这里所述之"异"字即可作奇异、非凡解。《论语·先进》篇："吾以子为异之问。"《后汉书·陈龟传》："政未逾时，功效卓然，实应赏异，以劝功能。"这里的"异"，即谓不平常。《史记·仲尼弟子列传》中说："受业身通者七十有七人，皆异能之士也。"异能，就是指杰出的才能[4]。

钱乙，字仲阳，是宋代著名的儿科医生，被后世称为"儿科圣手"，他提出了以五脏为纲的儿科辨证方法和以柔润为要、补泻同时进行的治疗原则，并强调治病不应拘泥古法，须善于化裁古方创新方。"异功散"一方即是秉承这一理论而成方，系由《太平惠民和剂局方》中的四君子汤加陈皮所组成，用于治气虚兼气滞之证。四君子汤可用于治一切阳虚气弱之证。方中人参能大补脾胃之气，白术可燥湿实脾。因脾气者，喜燥恶湿，故用茯苓渗湿健脾，使湿从小便而去，并使脾不为湿困，甘草可补中调胃。这样补中有泻，补而不滞。张璐《伤寒绪论》曰："无论寒热补泻，先培中土，使药引津气四达，则周身之机运流通，水谷之精微敷布，何患其药之不效哉？是知四君、六君，为司命之本也。"四君子汤本身就具有益气健脾的作用，是以为"司命之本"；而今更添陈皮一味散逆理气。这样，全方不仅可以益气健脾，而且可行气化滞，治疗气虚又兼气滞之证，使本方功效显得更为奇特不凡，故命名"异功散"[5]。

异功散成方以来，证治方面远远超过《小儿药证直诀》所载的治疗范围。金元四大家之一的李东垣亦选用异功散并指出了具体的适应症，在继承前人经验的基础上有所发扬。他所著的《脾胃论》中记载："治脾胃虚冷，腹鸣，腹痛，自利，不思饮食。人参、茯苓、白术、甘草、橘皮，以上各五分。上为粗散，每服五钱，水二大盏，生姜三片、枣二枚，同煎至一盏，去渣，温服，食前。先用数服，以正其气。"[6]该方除可治由脾胃虚弱、中焦气滞导致的饮食减少、呕吐泄泻等疾病外，元代《世医得效方》《岭南卫生方》及明代《普济方》、民国《不知医必要》等书中还将异功散作为患者病后调补的良方，认为其具有调胃进食、顺气化痰的作用，是体虚之人培补要方。明清时期，异功散是治疗肺胃气虚引起的咳嗽或久咳病症的主要方剂之一，如明代王肯堂《证治准绳》记载："钱氏异功散，治久咳不已，或腹痛少食，面肿气逆。又治脾胃虚弱，饮食少思等证。人参、茯苓、白术、甘草、陈皮各等分。上每服三五钱，姜、枣水煎服。"《张氏医通》记载："四君子汤加橘皮略去白，为散，每服三四钱，加生姜一片，水煎，去滓服。"[7]不仅如此，历代医籍中有关异功散以及异功散加减可治疗病症已扩展到痢疾、噎塞反胃、瘰疬、惊风、妇人癥瘕、疫病、黄疸、赤白带下、郁病等。虽然异功散加减和应用形式有较大变化，但其益气健脾、行气化滞的功效仍是应用的基本条件。

第三节　异功散同方异名

经查，异功散又名钱氏异功散、五味异功散。钱氏异功散，前冠方剂创始人钱乙之姓，其组方与原方一致，多用于治疗儿科疾病，如《幼科发挥·卷之三·脾经主病》载"钱氏异功散，温中和气。治吐泻不思食。及脾胃虚冷痛"，用于治疗小儿脾虚证。《幼科证治准绳·集之七·脾脏部·吐泻·补虚》用钱氏异功散温中和气，治疗小儿吐泻不思乳食之疾病。同时该书明确凡小儿虚冷病，先与该方数服，以正其气。《外科大成·卷四·小儿部·胎毒疮疡》有载："《宝鉴》云：初生芽儿，一块血也，无形证，也无脉。有惊，即系是胎惊。有热，即系是胎热。盖婴儿在腹，与母一体，凡患疮疾，但审乳母之症为确……脾经虚热者，钱氏异功散……治吐泻不思食，温中和气。人参、茯苓、白术、陈皮、甘草等分，为末，每服二钱。水一钟，生姜二片，枣一枚，煎五分服。"《张氏医通·卷十二·婴儿门下·虚证似实论》运用该方治疗气虚痘疹证，原文记载："气虚痘疹，或为饮食生冷，调理失宜，致伤脾胃，遂成泄泻。津液下陷，虚火上盛必发而为渴。元气下陷，虚阳上壅，下气不续，必发而为喘。夫渴与喘，实证也，起于泄泻之后，斯为津液暴亡而渴，阴气暴逆而喘，故治渴则宜钱氏白术散；渴泻不止，则用钱氏异功散。治喘则宜独参汤。不应，亦用钱氏异功散。大便实者，少与生脉散调之。喘渴而泄，陈氏木香散、异功散选用。若至闷乱腹胀，毒气内攻，眼合自语者，此名失志，庸医不察，谬认为实，而与耗气之剂，速其毙也。安有实热而渴，气壅而喘，生于泄泻之后哉。"从中可推测古代医家使用异功散时之所以冠以"钱氏"二字，一为表对儿科圣手钱乙的尊敬；二为与其他异功散（本书之外异功散方）方剂相区别。

五味异功散，前冠方中药物组成数量"五味"，其组方与原方一致，多用于治疗儿科、妇科疾病。在主治方面，除了治疗儿科脾胃虚弱、吐泻少食之外，也可治疗儿科霍乱吐泻、滞颐、夜啼、疳病等，如《幼科折衷·下卷》记载："滞颐之症口流涎，脾家有热涌而然；亦有胃寒而作者，虫痛涎流湿热兼。《内经》曰：足太阴之经通于口。盖脾之液为涎，小儿口流涎出而积于颐间者，因脾家受病，不能收摄耳……虚热用五味异功散……五味异功散：人参、白术、茯苓、陈皮、甘草。"除了治疗儿科疾病外，该方也多用于治疗妇科疾病，如《罗氏会约医镜·卷十四·妇科上·经脉门》专治妇人癥瘕之疾病，书中记载："凡常人之于气滞者，惟知破之散之，而云补以行之，必不然也。经曰：邪之所凑，其气必虚。虚而不补，治与病违，而欲以药济人，盖亦罕矣。如心脾气虚不行，宜五味异功散。五味异功散：人参、白术、茯苓、甘草、陈皮。"《济生集·卷三》运用该方治疗妇人赤白带下症，书中有载："妇人患带者最多，皆荣卫滞气所成。总之不外乎脾虚而兼湿热，使浊气渗入膀胱，流而带下。轻则来而不来，无用施治；重则来而无度，使人腰膝酸痛，精神短少，不能不治。分而论之，赤者属热，虚而兼火；白者属湿，虚而兼痰；赤白兼下，脾虚有湿。治法总以补脾为主，又兼升提。然大抵瘦人多火，患赤带；肥人多痰，患白带；赤白兼下者，用五味异功散加扁豆、苡仁、山药、泽泻等，无不愈者。倘挟五色，则加入本脏药，一二味亦可。若有热，加黄柏、莲心。又有带久不止者，以补为主，宜服补中益气丸。异功散治赤带白带不时：人参三钱，白术、茯苓各二钱，陈皮一钱，炙甘草五分，煎服。"

参考文献

［1］孙玉信，王晓田.方剂大辞典［M］.太原：山西科学技术出版
　　社，2014.

［2］李经纬等.中医大辞典［M］.北京：人民卫生出版社，1995.

［3］彭怀仁.中医方剂大辞典［M］.北京：人民卫生出版社，1996.

［4］赵存义著.中医古方方名考［M］.北京：中国中医药出版社，
　　1994（07）：195.

［5］赵存义.古方方义与方名考释［M］.北京：中国中医药出版社，
　　2012（08）：177.

［6］湖南省新医药学研究所.《脾胃论》注释［M］.北京：人民卫生
　　出版社，1976（08）：396.

［7］（清）张璐.张氏医通［M］.太原：山西科学技术出版社，2010
　　（09）：435.

第
二
章

组　方

异功散出自《小儿药证直诀》，原书云："五味异功散治脾胃虚弱，吐泻不食。"本方为脾胃虚弱、中焦气滞证而设，症见饮食减少，大便溏薄，胸脘痞闷不舒，或呕吐泄泻等，具有健脾和中、行气化滞之效。[1]异功散虽出自儿科，在儿科诸病诸症中应用颇多，但又不局限于儿科，被内科、妇科、外科、眼科等多方借鉴，为后世众多医家、医典所记述、引用，流传甚广。

异功散组方精当，疗效确切，历代医家对其多有推崇，诸家论述浩如星海，不少著作均有提及，或蜻蜓点水，或详发其旨，细加阐述，更有医家在本方基础上，依据证候与症状的不同别出心裁、善加变化而另成新方。现通过数据库、书籍两大途径对异功散古代文献进行检索，以"异功散""五味异功散"为检索词对知网等数据库进行检索，并以"异功散"为检索词对《中华医典》进行内容检索，综合阅读大量文献后，删除重复，汲原文之精要，对异功散的应用情况进行梳理，包括应用的主要病症、症状统计，以及历代医家应用本方的主要加减变化情况。为求贴近临床，现大体以各科为纲，对异功散的组方与应用进行分类论述。

第一节　异功散方论举要

古代医书有提及异功散者，多是专科专病中应用异功散及其变方的经验论述，也有部分书籍对异功散组成及功用进行了专门论述。现将各代医书中专门论述异功散方组成及功效者撮其精要，列举如下：

一、《小儿药证直诀》

异功散，温中和气，治吐泻不思乳食。凡小儿虚冷病，先与数服，以助药气。人参（切去顶）、茯苓（去皮）、白术、陈皮（锉）、甘草各等分，上为细末。每服二钱，水一盏，生姜五片，大枣两个，同煎至七分。食前温服，量多少与之。

前方补脾胃之圣药也。况人之一身，以脾胃为主，若小儿乳食失节，寒凉失宜，或乳母六淫七情失调，儿饮其乳，诸病顿起，当专以此药治之，其应如响。

二、《景岳全书·卷之五十三图集·古方八阵·补阵》

治脾胃虚寒，饮食少思，呕吐，或久患咳嗽，面浮气逆腹满等症。

三、《明医杂著·卷之六·附方》

治脾胃虚弱，饮食少思，或久患咳嗽，面浮，气逆，腹满等症。

四、《时方歌括》

胃气为生人之本，参、术、苓、草从容和缓，补中宫土气，达于上下四旁，而五脏六腑皆以受气，故一切虚证皆以此方为主。若加陈皮，则有行滞进食之效。（又详论人参）按《神农本草经》云：人参气味甘，微寒无毒，主补五脏，安精神，定魂魄，止惊悸，除邪气，明目，开心益智，久服轻身延年。原文只此三十七字。其提纲云：主补五脏，以五脏属阴也。精神不安，魂魄不定，惊悸不止，目不明，心智不足，皆阴虚为亢阳所扰也。今五脏得甘寒之助，则有安之、定之、止之、明之、开之、益之之效矣。曰邪气者，非指外邪而言，乃阴虚而壮火食气，火气即邪气也。

五、《医方集解·补养之剂第一》

此手足太阴、足阳明药也。人参甘温，大补元气，为君；白术苦温，燥脾补气，为臣；茯苓甘淡，渗湿泻热，为佐；甘草甘平，和中益土，为使也。气足脾运，饮食倍进，则余脏受荫，而色泽身强矣。再加陈皮以理气散逆，半夏以燥湿除痰，名曰六君。以其皆中和之品，故曰君子也。本方加陈皮，名异功散（钱氏：调理脾胃）。

六、《成方便读》

人参大补肺脾元气为君，白术补脾燥湿为臣。以脾喜温燥，土旺即可生金，故肺脾两虚者，尤当以补脾为急，脾为后天之源，四脏皆赖其荫庇，不独肺也。而又佐以茯苓，渗肺脾之湿浊下行，然后参、术之功，益彰其效。此亦犹六味丸补泻兼行之意。然必施之以甘草，而能两协其平。引以姜、枣，大和营卫。各呈其妙，是以谓之君子也。四君子加陈皮一钱，名五味异功散。治脾胃中气不足，食少困倦之证。夫脾中之阳，法天之健，流走周身，运行不息。若脾阳不足，则运化无权，故食少。脾主四肢，四肢为诸阳之本，阳气虚则不能充于四末，故困倦。脾虚则湿胜，故于四君子中加陈皮燥湿利气，以顺其性之所喜，而助其流动之功。

七、《目经大成》

经曰：壮者气行则愈，怯者着而成病。东南地本卑湿，兼尚酒食，宜人之有痰，然而不病者，气壮足以行之地。今彼人痰气不利，而现败症，则中气大虚可知。故用参、术、苓、草，敦厚之四君子以为辅，使其真元不丧，则小人不复敢觊觎耳。虽然今之病犹今之人也，奸险百出，古君子未必能因时制宜。乃佐以爽利之橘皮（橘皮行气），庶可建其奇勋，故曰异功。

八、《温病通论》

四君子汤，中正和平，为健脾养胃之良方也。加陈皮名异功散，以主治气虚而兼气滞，取效最捷，则异功之名称焉。

综上，异功散是在四君子汤基础上加陈皮一味而成。四君子补气健脾，益气培元，为补益剂经典方、代表方，其中人参甘温，大补元气，白术苦温，燥脾补气，茯苓甘淡，渗湿泻热，甘草甘平，和中益土。而加陈皮一味，行气化滞，补中兼运，对气虚兼有气滞之证有良好的治疗效果。本方主入中焦，《医方集解》明确将其归为手足太阴、足阳明药之剂。虽主治中焦气滞证，却不以行气破滞建功，而重四君子补气，只加陈皮一味行气运脾之药，充分突出了"治病求本"的精神内核，展现了"塞因塞用"之意。罗国纲在《罗氏会约医镜》中所论即为良证："凡常人之于气滞者，惟知破之散之，而云补以行之，必不然也。经曰：邪之所凑，其气必虚。虚而不补，治与病违，而欲以药济人，盖亦罕矣。"

第二节　内科应用举要

一、主治病及辨证分析

（一）咳嗽

咳嗽既是症状也为病名，《黄帝内经》有云："五脏六腑皆令人咳，非独肺也。"又云："此（咳嗽）皆聚于肺，关于胃"。综合文献资料可知，异功散所治咳嗽大体分为三类，一者元气虚，调理脾胃，以后天养先天；一者为外感过汗治不当或久病迁延导致脾胃气虚，土不生金而致的肺胃两虚；一者为咳嗽日久所致的三焦咳。现将文献中有代表性者，摘选列举如下。

1.气虚

《笔花医镜》："咳嗽元气虚。"

2.肺胃两虚

《证治准绳》："治久咳不已，或腹痛少食，面肿气逆。"

《医通祖方》："治肺胃气虚，稀痰喘嗽。"

《笔花医镜》："咳嗽肺虚不宁。"

《一见能医》："外感咳嗽，散后肺虚，即用五味异功散，补脾土以生肺金。"

《济阳纲目》："治脾胃虚弱，饮食少思，或久患咳嗽，或腹满不食，面浮气逆等证。补土生金法。"

3.三焦咳

《医宗必读》："三焦咳，钱氏异功散（主之）。"

《赤水玄珠》："久咳不已，三焦受之。其状咳而腹满，不欲饮食，此皆聚于胃，干于肺。使人多涕唾而面浮肿，气逆。"

《此事难知》："久咳不已。三焦受之。其状咳而腹满不欲食饮。此皆聚于胃关于肺。使人多涕唾。面浮肿气逆也。钱氏异功散。"

《玉机微义》："治久咳不已，三焦受之，其状咳而腹满，不欲饮食，此皆聚于胃，关于肺，使人多涕唾，而面浮肿气逆也。"

（二）泄泻

泄泻为病名，是指大便不成形且排便次数多而言的一类病症。"泄"有泄漏之意，一日排便数次，溏稀不成形，泻势缓和者称"泄"；"泻"有倾泻之意，大便倾泻直下不能阻，如水注下，泻势急迫者称"泻"。[2]《黄帝内经》中有"清气在下，则生飧泄""邪气留连，乃为洞泄""诸厥固泄，皆属于下"等语。对于脾胃气虚，医家多有用异功散治疗的记载，列举如下。

《症因脉治》："脾虚失健运之机，四君子汤。大便不实，异功散、参苓白术散。"

《医医偶录》："脾虚者，左关脉必细软。其症为呕吐，为泄泻，为久痢，为腹痛，为肢软，为面黄，为发肿，为肌瘦，为膨胀，为恶寒，为自汗，为喘，为积滞不消，为饮食化痰，为脱肛，为肠血……泄泻者，土不胜湿也，五味异功散加木香主之。"

《济阳纲目》："异功散：治脾胃虚冷，肠鸣腹痛，自利，不思饮食。"

《明医杂著》："若饮食已消而泄泻未止，此脾胃之气伤也，宜用五味异功散。"

（三）痢疾

痢疾是以大便次数增多、下利而不爽、里急后重、便意频频、大便带黏冻或脓血为主要表现的病症。[2]《黄帝内经》将本病称为"滞下"，因其大便利而不爽，故有此称。《济生方》中有论述云："今之所谓痢疾者，古所谓滞下是也。"异功散可用于治疗痢疾日久致脾胃虚弱者，《赤水玄珠》："（异功散）治久痢脾胃虚弱。"

根据辨证，痢疾又可以分为湿热痢、虚寒痢、休息痢等类型。其中痢疾时作时止，经年延绵，是谓休息痢也。总因脾胃亏损，食入难化，渐成积滞，壅遏肠间，与湿胶着，下迫肠道所致。异功散可用于治疗休息痢，其中《济阳纲目》中就明确提出异功散"治休息痢"。

此外，异功散可用于治疗痢疾后期脾胃虚弱的患者，补养脾胃使正气得复。《济阳纲目·论痢后调理》中有"泻痢止，脾胃虚，难任饮食，不可一概用克伐之剂。若补养其脾胃气足，自然能饮食，宜钱氏方中异功散"。

（四）不能食

不能食为病证名，指食欲减退，甚则不进饮食[3]。最早见于《黄帝内经》，提到肾风、胃疟、邪热、脾虚均可能导致不能食，《素问·评热病论》："薄脾则烦不能食，食不下者，胃脘隔也。"《杂病源流犀烛·伤食不能食源流》："不能食，脾胃俱虚病也。东垣云：脾胃旺，能食而肥；脾胃虚，不能食而瘦。此之谓也。"东垣云：胃中元气盛，则能食而不伤，过时而不饥。脾胃俱旺，则能食而肥；脾胃俱衰，则不能食而瘦。不少医家记述了将异功散用于治疗胃弱气虚所导致的不能食。

《普济方·卷二十五·脾脏门·不饮食》："脾胃不和不饮食""脾胃气虚弱不能饮食：治脾胃虚冷。腹痛肠鸣自利。不思饮食。"

《证治准绳·类方·不能食/咳嗽》："治脾胃虚弱，难任饮食""治久咳不已，或腹痛少食，面肿气逆。又治脾胃虚弱、饮食少思等证。"

《成方便读》："脾胃中气不足，食少困倦之证。"

《医学纲目》："脾胃虚弱，难任饮食""罗谦甫云：脾胃弱而饮食难任者，不可一概用克伐之剂，宜钱氏异功散补之，自然能食。"

《内伤集要》："治脾胃虚弱，饮食少进，未能消化，心胸痞闷。"

《温病通论》："病后不欲食，食亦不化，胸腹满闷者""病后不欲食者，胃气虚也。食不化者，脾气虚也。胃虚则不纳谷，脾虚则失健运。饮食不化，则气机壅塞，故胸腹满闷。"

（五）病后调理

此外，异功散可用于霍乱、瘴疟等多种急性病的后期，调理脾胃，回护正气，使疾病向愈。

《世医得效方》："（呕吐、霍乱）若胃气已生，却以四君子汤加陈皮，徐徐调理。"

《岭南卫生方》："瘴疟后调胃进食，顺气化痰，不冷不燥，功效尤多。"

《霍乱燃犀说》："治霍乱后，中虚主剂。"

《古今医统大全》："瘴疟后调胃进食，顺气和中，极效。"

《瘴疟指南》："治瘴后精神少，不喜饮食。"

《杂病广要》："疟愈后调理，宜生料平胃散，每服加人参、茯苓各半钱，或用四君子汤加陈皮一钱半，即异功散。"

二、主治症状例举

异功散主要用于治疗脾胃气虚所导致的病症，诸家著述论及本方所致病症类别繁多，经过分析归类后，总结出本方针对的症状主要包括咳嗽、多涕唾、面浮肿、气逆、不饮食、纳差、难任饮食、腹痛、腹泻、肠鸣自利、胃脘嘈杂、腹满、痞闷、胸腹满闷、气滞、气逆等，为求清晰明了，现列表如下。

序号	症状	方剂来源	辨证
1	咳嗽，多涕唾，面浮肿，气逆	《证治准绳》《医宗必读》《赤水玄珠》《笔花医镜》《一见能医》《玉机微义》《济阳纲目》《此事难知》	元气虚，肺脾气虚
2	不饮食，纳差，难任饮食	《仁斋直指方论》《普济方》《证治准绳》《赤水玄珠》《成方切用》《万病回春》《玉机微义》《临症验舌法》《脾胃论》《医学纲目》《内伤集要》《济阳纲目》《温病通论》《瘴疟指南》	脾胃不和，脾胃虚弱
3	腹痛，腹泻，肠鸣自利	《仁斋直指方论》《成方切用》《证治汇补》《医医偶录》《济阳纲目》《明医杂著》《普济方》《临症验舌法》《脾胃论》	脾胃虚冷

序号	症状	方剂来源	辨证
4	胃脘嘈杂	《笔花医镜》	中虚挟痰
5	腹满，痞闷，胸腹满闷	《赤水玄珠》《此事难知》《玉机微义》《济阳纲目》《温病通论》《内伤集要》	脾虚失运，气机壅塞
6	气滞、气逆	《医宗金鉴·杂病心法要诀》《成方切用》	脾胃不和，气机失运

三、变方

通过对诸多文献整理分析后发现，本方主要包括两个变化方向：一为脾虚，土不生金，导致肺气不足的病证而进行的加减；二为脾虚，土虚木乘，肝风内动的病证而进行的加减。

依症状而论，肝风内动导致身痛肢浮者，异功散加木瓜，如《随息居重订霍乱论》："治霍乱后，中虚主剂。肝风动而身痛肢浮者，加木瓜、姜、枣。"脾胃虚而兼寒者，六味异功煎建功，即异功散加干姜，如《成方切用》："治脾胃虚寒，呕吐泄泻，而兼湿者。人参二三钱，干姜（炒黄）一二钱，白术、茯苓二钱，甘草（炙）一钱，加陈皮一钱，名六味异功煎，证治同前，而兼微滞者。按，此即四君子汤五味异功散之变方也。"脾胃不和兼泄泻者可用五味异功散加白芍方，如《临症验舌法》："五味异功散加白芍方主治脾胃不和，饮食不进，泄利虚饱"。兼气机壅滞较重者用异功散加木香，如《赤水玄珠》："钱氏异功散治脾胃虚弱，难任饮食。人参、白术、茯苓、粉草、橘红、木香各等分，加姜枣，煎服。"又如《内伤集要》："异功散治脾胃虚弱，饮食少进，未能消化，心胸痞闷。人参、白术、茯苓、陈皮、木香、甘草各一钱"。

第三节　儿科应用举要

一、主治病及辨证分析

异功散出于《小儿药证直诀》，钱乙立本方以治疗"脾胃虚弱，中焦气滞"之证，适用于饮食减少、大便溏薄、胸脘痞闷不舒或呕吐、泄泻等多种病症。钱乙对本方评价颇高："异功散，温中和气，治吐泻不思乳食。凡小儿虚冷病。先与数服，以助药气。"后为众多医家引用、借鉴，应用于治疗儿科急、慢性病症，如不能食、小儿吐泻、痢疾、痘疹、小儿胀满、病后调理、口舌生疮、慢惊风、咳嗽、小儿好睡、便秘、目动咬牙、夜啼、滞颐（口角流涎）等。由于涉及疾病较多，现列成表格，并附列部分书籍原名。

序号	病名	来源	辨证
1	小儿吐泻	《奇效良方》《医方选要》《寿世保元》《兰台轨范》《幼科发挥》《小儿药证直诀》	脾胃虚弱
2	不能食	《不知医必要》	脾胃虚弱
3	小儿腹泻	《寿世保元》《保婴金镜录》《保婴撮要》	脾胃虚冷
4	小儿胀满	《推拿抉微》	中虚挟痰
5	口舌生疮	《儿科要略》《幼科释谜》《幼科证治大全》	脾胃气虚，虚热上行

序号	病名	来源	辨证
6	痘疹	《冯氏锦囊秘录》《成方切用》《医方考》《保婴撮要》《叶天士医案》	中气不足，表虚痘不起
7	咳嗽	《小儿药证直诀》	脾虚气逆
8	痢疾	《续名医类案》《保婴撮要》	中焦虚寒
9	慢惊风	《儿科萃精》《小儿药证直诀》《古今医鉴》《幼科证治准绳》	脾土虚弱，肝木乘之
10	小儿好睡	《明医杂著》	脾虚困倦
11	夜啼	《竹林女科》	脾气虚弱
12	滞颐（口角流涎）	《幼科折衷》	脾气虚弱

（一）小儿吐泻

小儿吐泻，指代有二，首为霍乱，次即呕吐、泄泻，是以呕吐、腹泻为主要表现的病症。[4]《幼科释谜·吐泻》中有："小儿吐泻并作，即名霍乱。"而关于呕吐、泄泻者，《儿科要略·吐泻论治》中所论颇为详尽："小儿吐泻兼作，肠胃交病也。先吐而后泻者，病由胃及肠；先泻而后吐者，病由肠及胃。盖吐则中焦之气失和，胃中浊阴，下侵及肠，吐有可以致泻者；泻则阑门传化失职，肠中浊阴，上干及胃。泻有可以致吐者。然吐泻交作，其病又莫不关涉乎脾，盖脾运不健，致水湿不循正道，或横决而上，或注泻而下。"呕吐多因胃气上逆而作，泄泻多因脾运不健而作，而饮食或乳哺失节，寒温失调，或复感外邪等多种原因均可导致呕吐、腹泻的发生。本病的治疗总不离脾胃，健脾和胃为治疗的根本。异功散功能补脾健胃，温中和气，历代不少医家在其著作中记载有用异功散治疗小儿吐泻，现择要记述于下。

《奇效良方·小儿门》："异功散，治小儿吐泻，不思乳食，温中和气虚冷。"

《医方选要》："异功散，治小儿吐泻，不思饮食。此药温中壮胃，疗虚冷。"

《寿世保元》："小儿脾胃虚弱，吐泻不食，或惊搐痰盛，或睡而露睛，手足指冷，或脾肺虚弱，咳嗽吐痰，或虚热上攻，口舌生疮，弄舌流涎。若母有疾，致儿患此，母亦当服之。"

《兰台轨范·小儿方》："五味异功散，治脾胃虚弱，吐泻不食。"

《幼科发挥》："治吐泻不思食，及脾胃虚冷痛。"

《小儿药证直诀》："吐泻昏睡而露睛者，用五味异功散。"

（二）口舌生疮

异功散可用于治疗脾胃气虚、虚热上行的口舌生疮。

《儿科要略》："若因脾胃气虚，寒凉克伐，或虚热上行，口舌生疮，弄舌发热，饮食少思，或呕吐困睡，大便不实，流涎龈烂者，则宜用五味异功散。虽证状相类，而虚实判然，其治法不同如此。"

《幼科释谜》："因脾胃气虚，寒凉克伐，或虚热上行，口舌生疮，弄舌发热，或呕吐困倦，大便不实，流涎龈烂者，五味异功散。"

《幼科证治大全》："五味异功散，治脾胃虚热，口舌生疮，或因误服克伐之剂，脾胃复伤，而口舌生疮，或弄舌流涎，吐泻不止，饮食少思，或惊搐痰嗽，睡而露睛，手足并冷。若母有病，致儿患者，子母并服。泉按：口疮有虚有实，若不辨虚实，一向用苦寒清冷之剂，则作虚虚之患也。《准绳》云：若元气亏损，或服寒凉之药，或兼作呕少食者，此虚热也，用本方加升麻、柴胡。"

（三）慢惊风

慢惊风，《寿世保元》提出慢惊风以脾胃两虚为主，治疗以祛风活痰、健脾生胃为大法："夫慢惊风者，因外感风寒，内伤乳食，而作吐泻。或大病之余，或误吐下之过，脾胃两虚者也。脾与肺，母子也，母虚子亦虚，而生黏痰。胃虚则能生风，风能开能动，故其症目偏喜开。痰滞咽喉，如牵锯状，口鼻气冷，唇缓面青，涎流口角，将复瘛疭是也。治宜祛风活痰，健脾生胃。"

《儿科萃精》："时俗所谓慢惊风者，即木侮土也。小儿受暑受寒，或伤乳食，皆能作吐作泻，或吐泻交作。久则脾土虚弱，肝木乘之，其泻渐见青色，面部痿白带青，手足微搐无力，神气恹恹不振，慎防暴脱。若手足一边摇动者，十难救其一二，初起即宜用五味异功散加减，方以炒白术二钱，云茯苓三钱，炙甘草五分，化州橘红一钱，扁豆衣钱半，猪苓半钱，泽泻钱半。吐泻加藿香梗五分，川厚朴六分。"

《小儿药证直诀》："小儿慢惊，因病后或吐泻，或药饵伤损脾胃，而肢体逆冷，口鼻气微，手足瘛疭，昏睡露睛。此脾虚生风，无阳之症也，温白丸主之。薛按：《保婴集》云：急惊屡发，用直泻则脾损阴消，而变为慢惊者，当补脾养血，佐以安心清肺制木之药，最为切当。窃谓前症多因脾胃亏损，肝木所胜，但用五味异功散加当归，佐以钩藤饮子，以补脾土平肝木，亦多得效。"

《古今医鉴》："异功散（按：此方治慢脾风之剂）治

小儿吐泻，不思饮食，此药温中壮胃，疗虚冷。人参、茯苓、白术（炒）各一钱半，橘红七分，木香、甘草（炙）各五分。"

《幼科证治准绳》："小儿惊后目微动咬牙者，皆病后亡津液，不能荣其筋脉也，亦有肝经虚热而生风者，当审其气血有余不足而治之。或因肝经风邪传于脾肾者，亦令咬牙，先用柴胡清肝散，次用五味异功散、六味地黄丸。"

（四）痘疹

《冯氏锦囊秘录》："凡痘灰白痒塌，咬牙寒战，泄泻腹胀。并宜服之，如症非虚寒者，不可轻用。"

《成方切用》："治痘出不光泽，不起胀，根窠不红，表虚痒塌。"

《医方考》："十二味异功散，人参、豆蔻、白术、当归、丁香、肉桂、厚朴、陈皮、半夏、茯苓、附子、木香。痘出不光泽，不起胀，根窠不红，表虚里盛者，此方主之。中气有余，气血充满，则痘光泽起发，根窠红活，表无痒塌之患。中气不足，则表亦虚，而诸证作矣。是方也，人参、白术、茯苓、当归，所以补胃；附子、肉桂、丁香、豆蔻，所以温胃；半夏、木香、陈皮、厚朴，所以调胃。胃，阳明也。陈氏云：阳明主肌肉，胃气充足，则肌肉温暖，自然光泽起胀，而无痒塌之患。亦见道之论也。"

《保婴撮要》："痘疮出不快，误言毒气壅盛，用药宣利解散，致脏腑受冷，荣卫涩滞，则血气不能充实，其疮不起发""色白而兼痒者，属气虚有热，用五味异功散加当归、木香……寒战渴泻，饮沸汤口不知热，用十二味异功散。作渴饮冰雪，口不知寒，用四顺饮、地黄丸。手足不冷，饮汤温和者，用五味异功散，或托里散。"

《叶天士医案》："痘症：浆行七八，其色淡白。要知气血不足，到此便顾脾胃；色渐苍老，即可回痂，以杜气虚难收之弊。议钱氏异功法。"

二、主治症状例举

序号	病名	来源	辨证
1	吐泻，不思乳食	《奇效良方》《医方选要》《寿世保元》《兰台轨范》《幼科发挥》《小儿药证直诀》《幼科证治大全》《儿科要略》《儿科萃精》《古今医鉴》	脾胃虚弱
2	饮食少进	《不知医必要》	脾胃虚弱
3	咳嗽，气喘，面肿	《小儿药证直诀》《寿世保元》	脾气虚弱，土不生金
4	呕吐	《笔花医镜》	脾胃不和，气机失运
5	困倦，嗜卧	《儿科要略》《幼科释谜》《幼科证治大全》《明医杂著》	脾气虚弱
6	口舌生疮	《幼科证治大全》《成方切用》《寿世保元》	脾胃气虚，虚热上行

第四节　妇科应用举要

一、主治病及辨证分析

综合梳理文献资料发现，异功散可用于治疗月经不调、带下、癥瘕、不孕、妊娠恶阻、胎不长、产后病（如产后乳汁自出、产后咳嗽）、阴疝等多种妇科病症。应用颇为广泛，为古代众多医家所肯定。

（一）月经不调

月经不调是月经疾病中最常见的病症，主要指月经的周期和经量的异常。[5]月经周期异常又可以具体分为月经先期、月经后期和月经先后无定期三种类型。以经量改变为主的，有月经过多和月经过少两种情况。月经异常的病因复杂多样，可依据来源分为外因、内因、不内外因经病三种。

其中《医宗金鉴》有论曰："血者水谷之精气，若伤脾胃何以生，不调液竭血枯病，合之非道损伤成。"说明了脾胃正常运行对经行调节的正常作用。同时《医宗金鉴》将异功散列于调经证治之中，论述云："异功散是于补气中兼理其气，即四君子汤加陈皮也。"另外，《竹林女科》在"形瘦过期经行"中有将异功散用于治疗脾胃虚弱所致的过期经行的记载，述曰："过期经行者，此气衰血少也。宜服异功散。"《彤园医书》调经附法中论及异功散，谓其能"调脾胃，补气中兼理其气"。

综上可以总结出异功散用于治疗的主要是由于脾胃气虚、运化功能失常所引起的月经失调病症。现将原文列述于后，以便于查阅。

《医宗金鉴》："血者水谷之精气，若伤脾胃何以生，不调液竭血枯病，合之非道损伤成""异功散是于补气中兼理其气，即四君子汤加陈皮也。"

《竹林女科》："如食少而脾胃虚弱，过期经行者，此气衰血少也。宜服异功散，合芎归汤，兼服地黄丸""异功散：人参、茯苓、白术、陈皮、甘草（炙）。姜枣为引，食前服。"

《彤园医书》："异功散，四君内加去白陈皮钱半。能调脾胃，补气中兼理其气。"

（二）带下病

中医学中所称的带下病有广义与狭义的区别：广义者泛指一切妇科疾病，所谓"带脉以下为病"；狭义者是指妇女阴道不正常的溢液，即白带或带症。此处所论带下病者仅对于狭义范畴者而言。《中医妇科学》定义带下病为：如果白带的量、色，质异常，则称为带下病。[5]

带下病的病因又有虚与实之分，其中，脾气虚弱，运化失职，津液的正常输布受到阻碍，蕴积而为湿，气虚不能升举，湿随陷下，是导致带下病发生的一类重要原因。《济生集》："妇人患带者最多……总之不外乎脾虚而兼湿热。"《医学心悟》："带下之症……其实不必拘泥，大抵此症不外脾虚有湿。"脾虚而致的带下病可用异功散治疗，兼症可在异功散基础上加减变化应用。摘录原文如下。

《济生集》："妇人患带者最多，皆荣卫滞气所成。总之不外乎脾虚而兼湿热，使浊气渗入膀胱，流而带下。轻则来而不来，无用施治。重则来而无度，使人腰膝酸痛，精神短少，不能不治。分而论之，赤者属热，虚而兼火。白者属湿，虚而兼痰。赤白兼下，脾虚有湿。治法总以补脾为主，又兼升提。然大抵瘦人多火，患赤带。肥人多痰，患白带。赤白兼下者，用五味异功散加扁豆、苡仁、山药、泽泻等，无不愈者。"

《医学心悟》："带下之症，方书以青、黄、赤、白、黑，分属五脏，各立药方。其实不必拘泥，大抵此症不外脾虚有湿。脾气壮旺，则饮食之精华生气血而不生带；脾气虚弱，则五味之实秀生带而不生气血。南方地土卑湿，人禀常弱，故浊带之症，十人有九，予以五味异功散，加扁豆、苡仁、山药之类，投之辄效。倘挟五色，则加本脏药一二味足矣。夫带症似属寻常，若崩而不止，多至髓竭骨枯而成损。治此者，宁可忽诸！"《济生集》："五味异功散，治赤带白带不时。人参三钱，白术、茯苓各二钱，陈皮一钱，炙甘草五分，煎服。青色属肝，异功散加柴胡、山栀；黄色属脾，加石斛、荷叶、陈米；赤色属心，加丹参、当归；白色属肺，加苡仁、猪苓；黑色属肾，加杜仲、续断。"

（三）不孕和胎不长

不孕是妇科常见病、多发病，病因多样化，古代医家总结的经典方、经验方亦随之而富于变化。阅读古代诸多文献资料，脾虚不调而导致一类不孕，可应用异功散配合治疗。《彤园医书》中就明确指出："五味异功散，治脾虚不调，不能成孕。用此补气兼理其气，脾胃自调，即四君内加去白陈皮一钱。"另外，《胎产心法》《产鉴》论述妊娠数堕胎的辨证治疗时，均提及并录用本方，归于气血不足类之下："妊娠数堕胎者，是气血不足。"

胎不长，《圣济总录》曰："理失宜，饮食减少，气血虚弱，不能行荣卫、化精微、养冲任，故令胎元内弱，子气不足。若使脾胃和而能饮食，水谷化而运气血，何虑胎气之不长也。"强调了气血充足是孕妇养胎的关键性因素之一，母体气虚不足，导致胎元不足，是胎不长的根本原因。《笔花医镜》《评注产科心法》等书论及母亲原因，即"产母宿疾所致"，母素体气血不足而导致胎不长时，均收录本方。

（四）妊娠恶阻

妊娠恶阻是指妊娠期间，反复出现恶心、呕吐、进食受阻，甚至食入即吐症状的疾病，又有"子病""病儿"等名。妊娠恶阻的主要病机为脾胃虚弱，如病家素体脾胃虚弱，受孕后，血聚胞宫养胎，冲脉之气盛，冲脉起于胞宫，隶属阳明，冲脉之气循经上逆犯胃，而致胃失和降导致呕吐的发生。[6]异功散补虚而兼能调理脾胃气机，故而有医家应用异功散治疗妊娠恶阻。

《竹林女科》："妊娠之初，经脉内闭，育养胎元。肠胃阻洳，散入焦膈。逆气上冲，食饮辄吐。此由子宫经脉络于胃口故。逢食气引动精气上冲，故恶闻食气，喜啖酸咸，四肢倦怠，多卧少起，厌厌困懒，名曰恶阻（俗谓病儿）。轻者但以所思之物，任意与之必愈。甚者宜乌附汤。若呕吐痰水，宜参橘汤。若脾胃虚弱，宜异功散。"

（五）产后病

产后病内容广泛，难以给出一个比较确切的概念性解说，古代医集中有关产后病的内容从胎儿娩出后至产褥期结束后一两年出现的一些病症均包括在内。[5]产后病多从虚、瘀两方面论治。其中，《秘珍济阴》有述及用异功散治疗脾胃虚弱导致的产后乳汁自出："产后乳汁自出，此是胃虚所致，宜服五味异功散（即四君子加陈皮）加黄芪、五味摄之。"《校注妇人良方》述及用异功散治疗脾胃虚弱导致的产后咳嗽："治脾胃虚弱，饮食少思，或久患咳嗽，或腹满不食，面浮气逆等症。"

（六）其他

另外，异功散兼见于治疗脾胃气虚、气机郁结日久而导致有形实邪产生的积聚、癥瘕，以及阴疝等病，可配合行气、攻坚之剂，为调理脾胃气机、正本清源之用。

1.积聚、癥瘕

《罗氏会约医镜》："凡常人之于气滞者，惟知破之散之，而云补以行之，必不然也。经曰：邪之所凑，其气必虚。虚而不补，治与病违，而欲以药济人，盖亦罕矣。如心脾气虚不行，宜五味异功散。"

《一见能医》《医学心悟》论及消法时有云："然又有当消而消之不得其法者何也？夫积聚、癥瘕之症，有初、中、末之三法焉。当其邪气初客，所积未坚，则先消之而后和之。及其所积日久，气郁渐深，湿热相生，块因渐大，法从中治，当祛湿热之邪，削之、软之以底于平。但邪气久客，正气必虚，须以补泻迭相为用，如薛立斋用归脾汤，送下芦荟丸。予亦尝用五味异功散，佐以和中丸，皆攻补并行中治之道也。"

2.阴疝

《女科切要》："张子和曰：妇人脾胃虚寒，气滞不行，攻刺心腹，痛连胸胁，或因瘀血作痛，状如黄瓜，在小腹两旁横骨端纹中。孰谓妇人无疝乎？治宜蟠葱散、桃仁当归汤。异功散调理脾胃。"

二、主治症状列举

异功散可用于治疗多种妇科常见病，大体不离脾气虚弱、运化失职的病机核心。其中，脾胃虚弱，水湿不运，湿邪中阻，致脾胃虚兼湿之变，湿易于困阻清阳，气虚重者可兼见寒象，症见困倦、精神短少、四肢倦怠、多卧少起、厌厌困懒等。另外，脾胃为气血生化之源，脾胃虚弱，气血生化乏源，可致月经后期等症；气血不足，不能充养四肢，可见腰膝酸痛、肢体困倦等症；脾胃虚弱，气机运化失常，可致恶心呕吐、食饮辄吐、面浮气逆、逆气上冲等症。现综合各家关于异功散所治疗妇科病文献，分析归类，总结历代医家应用本方治疗的主要症状，列表如下。

序号	症状	方剂来源	辨证
1	困倦，精神短少，四肢倦息，多卧少起，厌厌困懒	《济生集》《妇人规》《竹林女科》	脾胃虚寒，脾胃虚兼湿
2	腰膝酸痛，肢体困倦	《济生集》《妇人规》《胎产心法》	脾胃虚寒，气血不足
3	饮食少思，腹满不食，恶闻食气	《竹林女科》《成方切用》《校注妇人良方》《妇人规》	脾胃虚弱
4	月经后期	《竹林女科》	脾胃虚弱，气血不足
5	恶心呕吐，食饮辄吐	《女科切要》《竹林女科》	脾虚失运
6	面浮气逆，逆气上冲	《校注妇人良方》《竹林女科》	脾胃虚弱

三、变方

《产鉴》《胎产心法》《评注产科心法》均提及加减安胎饮（黄芪、甘草、人参、白术、艾叶、当归、川芎、熟地、续断、茯苓、白芍、香附、陈皮、杜仲），即是在异功散基础上加入四物汤以及补肾、行气之品而成，用于脾胃虚弱兼有气血不足者，既能调理脾胃气机，又能填补气血之不足。

《医学心悟》用五味异功散，加白扁豆、薏苡仁、山药，治疗脾胃气虚兼湿证的带下病。另外，《济生集》根据带下颜色的不同，依据五色与五脏的配属关系，辨别带下分属五脏而加不同引经药进行治疗。五色带下时有："五味异功散，治赤带白带不时。人参三钱，白术、茯苓各二钱，陈皮一钱，炙甘草五分，煎服。青色属肝，异功散加柴胡、山栀；黄色属脾，加石斛、荷叶、陈米；赤色属心，加丹参、当归；白色属肺，加苡仁、猪苓；黑色属肾，加杜仲、续断。"

第五节　外科应用举要

异功散亦可用于部分外科病症的治疗，如疮疡病。异功散补脾和胃，兼理气滞，可用于治疗脾胃气虚导致的疮疡病。《疮疡证治》中论及疮疡病病因，其中有劳倦过度，伤及脾胃，营养吸收不良，精血亏损不足，机体抵抗力下降，外邪乘虚而入所引发的一类疮疡症。《张氏医通·疮疡门》中有："溃疡者，以疮疡脓溃而言也……疮色夭白，或陷下不敛，寒气所袭也。五味异功散，佐以豆豉饼。"即是用异功散主治脾胃虚寒所致的溃疡病。另外，《外科心法要诀·溃疡主治类方》："四君子汤加陈皮，名异功散，溃后脾虚气滞者宜之。"明确说明，溃疡之脾虚气滞证可用异功散予以治疗。

另外，异功散见于治疗因中气虚弱所导致的脱肛。《景岳全书·脱肛》："脱肛一证，其因不一，有因久痢久泻，脾肾气陷而脱者；有因中气虚寒，不能收摄而脱者，如气虚下陷者，宗东垣补中益气汤，举陷为主；凡中气微虚而脱者，宜四君子汤、五味异功散。"

综上，异功散主治病症虽不尽相同，但病机均不外乎脾胃虚弱，中气不足。

参考文献

［1］邓中甲.方剂学［M］.上海：上海科学技术出版社，2008：131.

［2］焦树德.焦树德中医内科［M］.北京：中国医药科技出版社，2017：160，181.

［3］周海平等.黄帝内经大词典［M］.北京：中医古籍出版社，2008：107.

［4］孙世发，陈涤平，杭爱武，等，中华医方：儿科篇［M］.北京：科学技术文献出版社，2015：116.

［5］刘敏如.曾敬光.中医妇科学［M］.成都：四川科学技术出版社，1991：26，79，113.

［6］刘建军.中医临床护理学［M］.北京：中国医药科技出版社，2016：103-104.

［7］林组庚，疮疡证治［M］.杭州：浙江科学技术出版社，1990：4.

剂　　量

"中药不传之秘在于量"，方剂的剂量对其疗效具有非常重要的作用，方剂处方量以及方剂配伍的变化，都会影响全方的功效，从而使全方的主治及功用发生变化。中药方剂量效关系是中医药理论的关键问题之一，而方剂剂量对于疗效的发挥起到了至关重要的作用[1]。然而由于朝代变更带来的度量衡的变化，以及不同医家对散方理解的不同，相同的散方出现了许多的版本，即使像异功散这样记载清晰的方剂，在其剂量上依然有很多值得推敲之处。

目前学术界未有对异功散药物用量的研究，仅能从历代中医药文献中窥其一斑。从《中华医典》中摘录附药物剂量的"异功散"共60首，除21首显示药物组成、剂量内容不明以外，其余异功散剂量涵盖以下几种情况：

第一节　异功散用量的度量衡变化

一、标注各等分

方药仅标注各等分，共4首。

（一）《证治准绳·类方·第五册·不能食》

钱氏异功散，治脾胃虚弱，难任饮食。人参、白茯苓、白术、甘草、橘红、木香各等分，上姜、枣水煎服。

（二）《寿世保元·卷八·脾胃》

一论小儿诸病，因药攻伐，元气虚损，脾胃衰惫，恶寒发热，肢体倦怠，饮食少思，或兼饮食劳倦，头痛身热，烦躁作渴，脉洪大弦虚，或微细软弱，右关寸独甚，亦宜用之。大凡久病或过服克伐之剂，亏损元气，而诸症悉具之，最宜此汤调补。若无有前症之儿为患者，尤宜用之。异功散：人参、白茯苓（去皮）、白术（去芦，炒）、甘草（炙）、陈皮各等分。上用姜、枣煎服。

（三）《赤水玄珠·第十三卷·内伤门·不能食》

生生子曰：不能食者，由脾胃馁弱，或病后而脾胃之气未复，或痰客中焦，以故不思食，非心下痞满而恶食也。治当补益以开豁之，丹溪导痰运脾之法皆是也。下元虚亦令人不思食。宋黄山谷《刀笔手柬》载云：有将菟丝子淘净，炒干，日服数匙，酒下，服之十日，饮食如汤沃雪。又有服补脾药不效，用二神丸治之愈。罗谦甫云：脾胃弱而饮食难任者，不可一概用克伐之剂，宜钱氏异功散补之，自然能食。或嗜食太过，伤脾而痞满呕逆，权用枳术丸一服，慎勿多服。昔人有治久疟后，食少汗多，先用补剂加黄连、枳实月余，食反不进，汗亦不止，因悟谦甫之言，纯用补剂，又令粥多于药，气虚甚者加附子一二分佐之。钱氏异功散，治脾胃虚弱，难任饮食。人参、白术、茯苓、粉草、橘红、木香各等分，加姜枣，煎服。

（四）《幼科证治大全·三九霍乱吐泻》

凡小儿上吐不止，下泻不住，皆因内外伤侵，兼以调护失常，乳食不节，遂使脾胃虚弱，清浊相干，蕴作而成。有先泻而后吐者，乃脾胃虚冷。其候先泻白水，吐亦不多，口气缓而神色慢，额前有汗，六脉沉濡，此为冷也。先吐而后泻者，乃脾胃有热。气促唇红，吐来面赤，脉洪而数，渴饮水浆，此为热也。冷热之分，须要详审。《直诀》五味异功散，治脾胃虚弱，吐泻不食。人参、茯苓、白术、甘草（炙）、陈皮等分。一方加木香。上入姜枣，水煎服。按：凡小儿虚冷病，先以数服，正其气，温中和胃之剂也。薛氏曰：按前方补脾胃之圣药也，况人之一身，以脾胃为主，若小儿乳食失节，寒凉失宜，或乳母六淫七情失调，儿饮其乳，诸病顿起，当专以此药治之，其应如响。

二、标注定量

方药剂量标注定量，共10首。

序号	方剂来源	主治	剂量（每服）
1	《小儿药证直诀》	温中和气，治吐泻，不思乳食。凡小儿虚冷病，先与数服，以助其气	二钱
2	《卫生宝鉴》	温中和气，治吐利不思食。凡治小儿虚冷病，先与数服以正其气	二钱

序号	方剂来源	主治	剂量（每服）
3	《幼科证治准绳》	温中和气，治吐泻不思乳食。凡小儿虚冷病，先与数服，以正其气	二钱
4	《外科大成》	小儿胎毒疮疡	二钱
5	《兰台轨范》	治脾胃虚弱，吐泻不食	三钱
6	《医灯续焰》	浮脉主病	五钱
7	《仁斋直指方论》	治脾胃虚冷，肠鸣腹痛自利，不思饮食	五钱
8	《普济方》	治脾胃虚冷，腹痛肠鸣自利，不思饮食	五钱
9	《古今医统大全》	快脾利气最妙	五钱
10	《济阳纲目》	治脾胃虚冷，肠鸣腹痛自利，不思饮食	五钱

三、标注不定量

方药剂量标注不定量，共5首。

序号	方剂来源	主治	剂量（每服）
1	《幼科发挥》	温中和气。治吐泻不思食，及脾胃虚冷痛	一钱半至二钱
2	《玉机微义》	治久咳不已，三焦受之，其状咳而腹满，不欲饮食，此皆聚于胃，关于肺，使人多涕唾，而面浮肿气逆也	二至三钱
3	《保婴撮要》	治禀赋元气虚弱，肌肉消薄，荣卫短促而患疮疡，不能消散；或脾肺气虚，不能生肌收口。大凡诸症，因脾气虚而不能愈者，皆宜服之，调补元气，则自愈矣	二至三钱

序号	方剂来源	主治	剂量（每服）
4	《证治准绳》	治久咳不已，或腹痛少食、面肿气逆。又治脾胃虚弱，饮食少思等证	三至五钱
5	《内科摘要》	治久咳不已，或腹痛少食而肿，气逆。又治脾胃虚弱，饮食少思等症	三至五钱

四、标注"各一钱"

方药剂量标注"各一钱"，共10首。

序号	方剂来源	主治	剂量（每服）
1	《推拿抉微》	胀满	白术一钱，茯苓一钱，党参一钱，甘草一钱，陈皮一钱
2	《古今医统大全》	瘴疟后调胃进食，顺气和中，极效	同上
3	《明医杂著》	治脾胃虚弱，饮食少思，或久患咳嗽，面浮，气逆，腹满等症	同上
4	《景岳全书》	治脾胃虚寒，饮食少思，呕吐，或久患咳嗽，面浮气逆腹满等证	同上
5	《赤水玄珠》	久咳不已，三焦受之。其状咳而腹满，不欲饮食，此皆聚于胃，干于肺。使人多涕唾而面浮肿，气逆	同上
6	《内伤集要》	治脾胃虚弱，饮食少进，未能消化，心胸痞闷	同上
7	《竹林女科证治》	脾胃虚弱恶阻	同上

续表

序号	方剂来源	主治	剂量（每服）
8	《竹林女科证治》	脾气虚弱夜啼	同上
9	《妇人规》	治脾胃虚寒，饮食少思，呕吐或久患咳嗽，面浮气逆腹满等证	同上
10	《校注妇人良方》	治脾胃虚弱，饮食少思，或久患咳嗽，或腹满不食，面浮气逆等症	同上

五、标注均为"钱"

方药剂量标注均为"钱"，共6首。

序号	方剂来源	主治	剂量（每服）
1	《医寄伏阴论》	治小儿虚弱，饮食少进者	党参（去芦，饭蒸）四钱，白术（饭蒸）六钱，茯苓四钱，陈皮二钱，炙甘草二钱
2	《医寄伏阴论》	健脾养胃	人参二钱，白术二钱（姜汁炒），茯苓二钱，甘草一钱（炙），陈皮一钱
3	《济阳纲目》	治休息痢	人参、白术、茯苓、陈皮各二钱，甘草（炙）一钱
4	《杂症会心录》	疫症	人参二钱，白术二钱（炒），陈皮一钱五分，甘草一钱（炙）
5	《济阳纲目》	治脾胃虚弱，饮食少思，或久患咳嗽，或腹满不食，面浮气逆等证（补土生金法）	人参、白术（炒）、白茯苓、甘草（炙）、陈皮各二钱
6	《金匮启钥》	调理脾胃	人参、白术（土炒）、茯苓各三钱，甘草、陈皮各一钱

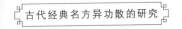

六、标注为"钱或分"

方药剂量标注为"钱或分"，共5首。

序号	方剂来源	主治	剂量（每服）
1	《外科心法要诀》	溃疡	人参二钱，白术（土炒）二钱，茯苓一钱，甘草（炙）五分，陈皮五分
2	《证治汇补》	治脾虚血症，食少泻多者	人参、白术、茯苓各一钱半，甘草、陈皮各七分，姜三片，枣二枚
3	《古今医鉴》	治小儿吐泻，不思饮食，此药温中壮胃，疗虚冷	人参、茯苓、白术（炒）各一钱半，橘红七分，木香、甘草（炙）各五分
4	《妇科心法要诀》	调经	人参、白术（土炒）、茯苓各二钱，甘草（炙）五分，陈皮二钱
5	《济生集》	治赤带白带不时	人参三钱，白术、茯苓各二钱，陈皮一钱，炙甘草五分

第二节 "异功散"组成药物不同时期的用量演变

通过上节内容，可推断异功散中单味药物在各历史时期的不同用量演变情况，经整理得出以下情况：

一、人参不同时期的用量演变情况

人参：1两：明代1次，共1次。

　　　1钱：明代7次，清代2次，民国1次，共10次。

　　　2钱：明代2次，清代3次，共5次。

3钱：清代2次，共2次。

4钱：清末民初1次，共1次。

二、茯苓不同时期的用量演变情况

茯苓：1两：明代1次，共1次。

　　　1钱：明代7次，清代3次，民国1次，共11次。

　　　2钱：明代2次，清代3次，共5次。

　　　3钱：清代1次，共1次。

　　　4钱：清末民初1次，共1次。

三、白术不同时期的用量演变情况

白术：1两：明代1次，共1次。

　　　1钱：明代7次，清代2次，民国1次，共10次。

　　　2钱：明代2次，清代3次，共5次。

　　　3钱：清代1次，共1次。

　　　4钱：清代1次，共1次。

　　　6钱：清末民初1次，共1次。

四、陈皮不同时期的用量演变情况

陈皮：1钱：明代6次，清代5次，民国1次，共12次。

　　　2钱：明代1次，清代1次，清末民初1次，共3次。

　　　5分：清代1次，共1次。

五、甘草不同时期的用量演变情况

甘草：1钱：清代4次，明代9次，民国1次，共14次。

　　　2钱：明代1次，清末民初1次，共2次。

5分：清代3次，共3次。

经研究发现，异功散中人参和茯苓用量在明清时期多为1两、1钱、2钱、3钱，在民国时期多为4钱；异功散中白术除清代用量为4钱、民国为6钱外，其余用量与人参和茯苓大致相同；异功散中陈皮和甘草的用量自明清至民国时期为1钱、2钱、5分。

历代度量衡迭有变更，以致用药的计量名称和分量很不一致，今人如不熟悉古今换算，难以搞清确切剂量。内治古方对剂量要求严格，古代衡器古称（汉制）以黍、累、铢、两、斤计量，而无分名，即10黍为累，10累为铢，24铢为1两，16两为1斤。至晋代，则以10黍为1铢，6铢为1分，4分为1两，16两为1斤，即以铢、分、两、斤计量。隋代开皇以汉晋古称3斤为1斤，亦即唐代的"大秤"。至大业中又恢复汉晋之古称，此即唐代的"小秤"，实为大称的1/3。医方中仍沿用汉晋古称作计量。宋代设立两、钱、分、厘、毫之目。即10毫为厘，10厘为分，10分为钱，10钱为两，16两为1斤。元、明至清代，沿用宋制，很少变易[2]。

历代的中医学者都已经注意到了度量衡制度的不统一，而这种度量衡上的不统一也导致了中药在各个时期的用药剂量上都有着不同。各个时期的医者也有着不同的见解，李时珍认为"古之一两，今用一钱"，王朴庄认为"古一两，今七分六厘"，林亿认为"定以古之三两为今一两"。东汉张仲景的《伤寒杂病论》中的一些方剂，其中仅一味药物的剂量就为几两或几升，如果用现代的度量衡去折算古代药物剂量，则药物剂量相当大[3]。

宋代《小儿药证直诀》中异功散的用量为：人参、茯苓、白术、陈皮、甘草各等分，上为细末，每服二钱。宋朝是我国度量衡制度的分水岭。药秤开始没有大小之分，药量单位除斤、两之外，开始有钱、分、厘、毫等子目，且古秤铢之目被废除[4]。相关文献记录到1986年7月，度量衡斤、两、钱的换算才转变成500g、50g、5g。宋朝到清朝末期的换算相对较为混乱，部分书中有记载1两等于现今剂量的37.30g，1912到1986年医药剂量是每斤16两，每两31.25g。具体的换算情况如下表所示[5]。

朝代	古代剂量单位换算					
周~五代时期	大秤	斤 692.16g	两 43.26g	铢 1.803g		
	小秤	斤 230.72g	两 14.42g			
唐、宋、元、明、清	斤 596.80g	两 37.30g	钱 3.73g	分 0.373g	厘 0.0373g	毫 0.00373g
1912~1986年	斤 500g	两 31.25g	钱 3.125g			
1986年后	斤 500g	两 50g	钱 5g			

参考文献

［1］刘宇政，章军，王跃生，等.葛根芩连汤剂量相关问题探讨［J］.中国实验方剂学杂志，2010，16（16）：216-218.

［2］周幸来.常见传染性疾病临证药对［M］.北京：金盾出版社，2015（03）：387.

［3］刘弘毅，吴深涛.对经方剂量的初步换算［J］.中华中医药杂

志，2014（4）：1007–1009.

［4］许国振，谢守敦.古今中药超大剂量应用集萃［M］.北京：中国医药科技出版社，2005（09）：8.

［5］李和伟，王启帆，付宇，等.关于古今中药药物剂量折算的相关思考［J］.现代中药研究与实践，2017，31（04）：84–86.

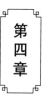

第四章

炮 制 方 法

中药材在使用前都要经过炮制处理。中药炮制的主要目的有以下几个方面：降低或消除药材的毒副作用，保证用药安全；使药材纯净，保证药材品质和用量准确以及矫臭、矫味，以便服用；改变药物的性能或功效，增强药物的作用，提高临床疗效，使之更能适应病情的需要[1]。大多中药材为生药，故而炮制加工是必不可少的工序，不同的炮制方法可以突出、加强甚至改变中药的部分性能，从而最大程度上满足临床用药的需求，故而炮制方法不可忽视。

目前学术界尚没有专门针对异功散炮制方法的研究，仅能通过历代中医药文献略见一二。从《中华医典》中摘录附论及药物组成的"异功散"共60首，排除其中仅附录药物组成或剂量，未涉及炮制方法的共计27首，对剩下33首述及药物炮制情况总结如下。

一、甘草

在33首方中除去其中7首未述甘草炮制方法者外，余下共26首标明了甘草炮制方法，其中《兰台轨范·小儿方》《明医杂著》《校注妇人良方》《普济方·脾胃门》《岭南卫生方》所收5首记述甘草炮制为炒甘草，余21首均记述为炙甘草。

炒制指将甘草片置锅内，用文火炒至深黄色；蜜炙指将炼蜜加适量开水稀释后加甘草，搅均匀，焖透，置锅内，用文火焖至黄色。[2]炙甘草性平而偏温，补脾和胃益气补中的功效较生甘草为强。

二、人参

33首方中有4首提及人参的炮制，其中3首用人参，1首所用为党参。提到参的应用当"去芦"的有2首，其中1首提到"去顶"，1首提到"饭蒸"，列表记述如下。

序号	方剂来源	主治	炮制法
1	《小儿药证直诀》	脾胃虚弱，中焦气滞，饮食减少，大便溏薄，胸脘痞闷不舒，或呕吐泄泻	人参（切，去顶）
2	《不知医必要》	小儿虚弱，饮食少进	党参（去芦，饭蒸）
3	《万病回春》	脾胃虚弱，饮食少思，或大便不实，体瘦面黄，或胸膈虚痞，痰嗽吞酸，或脾胃虚弱，善患疟痢等症	人参（去芦）
4	《岭南卫生方》	瘴疟后调胃进食，顺气化痰，不冷不燥，功效尤多	人参（去芦）

《雷公炮炙论》中记载："凡采得，阴干，去四边芦头并黑者，锉入药中。"[3]古代认为人参芦头有催吐的作用，故记述中多提及需除去芦头。另外，人参晒干或烘干，蒸

软，所得即为红参。现代研究亦发现蒸制后的红参，酵素及酶被灭活，减少了成分的分解，又因加热使一些成分发生变化，结果其皂苷含量提高，并产生出一些新的特有成分。

三、茯苓

33首方中有5首提到茯苓的炮制方法，均仅提到茯苓需要进行去皮。《雷公炮炙论》："凡采得后，去皮、心、神了，捣令细，于水盆中搅令浊，浮者去之。"茯苓炮制去皮，主要是因为茯苓皮可为单味新药，更长于利水消肿。

序号	方剂来源	主治	炮制法
1	《小儿药证直诀》	脾胃虚弱，中焦气滞，饮食减少，大便溏薄，胸脘痞闷不舒，或呕吐泄泻	茯苓（去皮）
2	《寿世保元·脾胃》	小儿脾胃虚弱，吐泻不食，或惊搐痰盛，或睡而露睛，手足指冷，或脾肺虚弱，咳嗽吐痰，或虚热上攻，口舌生疮，弄舌流涎。若母有疾，致儿患此，母亦当服之	白茯苓（去皮）
3	《寿世保元·吐泻》	小儿泻不定	茯苓（去皮）
4	《岭南卫生方》	瘴疟后调胃进食，顺气化痰，不冷不燥，功效尤多	茯苓（去皮）
5	《万病回春》	脾胃虚弱，饮食少思，或大便不实，体瘦面黄，或胸膈虚痞，痰嗽吞酸，或脾胃虚弱，善患疟痢等症	茯苓（去皮）

四、白术

33首方中有21首述及白术的炮制，其中述及炒制白术有13首，2首提及用土炒，1首提及用面炒，1首提及用姜汁炒，

2首提及炒制的程度为炒焦、炒黄，其余均未述及具体的炒制方法。叙述去芦的有4首，叙述蜜炙的有2首，叙述饭蒸的有1首。详细列表如下。

古代医家认为，炒白术是白术常见的炮制方法之一，而焦白术是在炒白术的基础上，炒至白术表面呈焦黑色、折断面呈老黄色为止[4]。白术经过炒制可以增加其健运脾气的功效，《张氏医通》："方中白术，若治脾胃虚衰，大便不实，或呕恶不食，合用炒焦，方有健运之力。如肺胃虚燥，咳嗽失血，须用陈米饭上蒸过十余次者，则转浊为清，转燥为润。是以异功散、八珍汤及归脾、逍遥等方内，并宜蒸者。"

序号	方剂来源	主治	炮制法
1	《医方选要》	温中和气，治吐泻，不思乳食。凡小儿虚冷病，先与数服，以助其气	白术（炒）
2	《不知医必要》	温中和气，治吐利不思食。凡治小儿虚冷病，先与数服，以正其气	白术（饭蒸）
3	《寿世保元·脾胃》	小儿脾胃虚弱，吐泻不食，或惊搐痰盛，或睡而露睛，手足指冷，或脾肺虚弱，咳嗽吐痰，或虚热上攻，口舌生疮，弄舌流涎。若母有疾，致儿患此，母亦当服之	白术（去芦，炒）
4	《寿世保元·吐泻》	小儿泻不定	白术（去芦）
5	《古今医鉴》	异功散（按此方治慢脾风之剂）治小儿吐泻，不思饮食，此药温中壮胃，疗虚冷	白术（炒）
6	《奇效良方》	小儿吐泻，不思乳食	白术（炒）
7	《张氏医通》	痘疮出后，灌浆之时，若色白少神不食，呕吐清水者，虚秘也	白术（炒焦）

序号	方剂来源	主治	炮制法
8	《明医杂著》	小儿时时好睡，乃脾虚困倦也，不必用温胆汤。睡中惊动不安，是心血虚而火动也。若因脾虚而好睡，用五味异功散以补脾气	白术（炒）
9	《妇人规》	妊娠恶阻，脾胃虚寒，饮食少思，呕吐或久患咳嗽，面浮气逆腹满等证	白术（炒）
10	《校注妇人良方》	脾胃虚弱，饮食少思，或久患咳嗽，或腹满不食，面浮气逆等症	白术（炒）
11	《成方便读》	脾胃中气不足，食少困倦之证	制冬术（二钱）
12	《万病回春》	脾胃虚弱，饮食少思，或大便不实，体瘦面黄，或胸膈虚痞，痰嗽吞酸，或脾胃虚弱，善患疟痢等症	白术（去芦）
13	《古今医统大全》	快脾利气	白术（土炒）
14	《济阳纲目》	泻痢止，脾胃虚，难任饮食……补养其脾胃气足，自然能饮食	白术（炒）
15	《医寄伏阴论》	病后不欲食，食亦不化，胸腹满闷者	白术（姜汁炒）
16	《岭南卫生方》	瘴疟后调胃进食，顺气化痰，不冷不燥，功效尤多	白术（面炒）
17	《随息居重订霍乱论》	霍乱后，中虚主剂	白术（炒黄）
18	《杂症会心录》	其人本体脾虚，服救阴而不效，则从而用补中异功之属以救土	白术（炒）
19	《竹林女科证治·安胎下》	安胎，脾气虚弱	白术（蜜炙）
20	《竹林女科证治·求嗣下》	大便不化，食少腹胀而啼者，脾气虚弱	白术（蜜炙）
21	《医宗金鉴·外科心法要诀》	溃后脾虚气滞者宜之	白术（土炒）

五、陈皮

33首方中仅有4首述及陈皮的炮制方法，其中2首述及去白，2首述及锉，详细列述于下。

序号	方剂来源	主治	炮制法
1	《彤园医书》	能调脾胃，补气中兼理其气	陈皮（去白）
2	《医通祖方》	肺胃气虚，稀痰喘嗽	橘皮（去白）
3	《小儿药证直诀》	脾胃虚弱，中焦气滞，饮食减少，大便溏薄，胸脘痞闷不舒，或呕吐泄泻	陈皮（锉）
4	《寿世保元·吐泻》	小儿泻不定	陈皮（锉）

古代有论述认为陈皮留白与去白的功效有一定的差异，其中，陈皮去白后辛燥之性更烈，兼能祛寒发表，而留白者更为温和，专擅理气和中。陈皮去白名橘红，兼能祛寒发表[5]。

综上所述，在33首方中，述及甘草炮制方法者共26首，其中5首记述甘草炮制为炒甘草，余21首均记述为炙甘草；有4首提及人参的炮制，其中3首用人参，1首所用为党参；提到参的应用应当"去芦"的有2首，其中1首提到"去顶"，1首提到"饭蒸"；5首方提到茯苓的炮制为需去皮；21首述及白术的炮制方中，13首述及炒制，2首提及用土炒，1首提及用面炒，1首提及用姜汁炒，2首提及炒制的程度为炒焦、炒黄，叙述当去芦的有4首，叙述蜜炙的有2首，叙述饭蒸的有1首；4首述及陈皮的炮制，其中2首述及去白，2首述及锉。

参考文献

［1］宋敬东.活用中药保健康随身查［M］.天津：天津科学技术出版社，2014.

［2］徐兆春.甘草栽培与贮藏加工新技术［M］.北京：中国农业出版社，2005：24

［3］顿宝生，王盛民.雷公炮炙论通解［M］.西安：三秦出版社，2001：129.

［4］宋友谅.白术炮制方法的介绍［J］.上海中医药杂志，1959，12：48.

［5］滑寿撰.滑寿医学全书［M］.太原：山西科学技术出版社，2013：414.

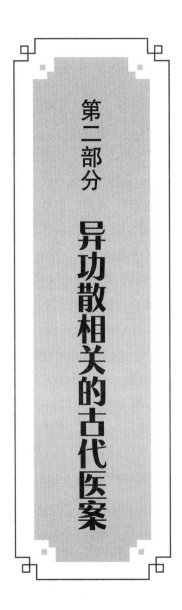

第二部分

异功散相关的古代医案

异功散起源于儿科，众多医家用其治疗小儿多种杂病。小儿脏腑娇嫩，易虚易实，不宜过补过泻，异功散四君子加陈皮，因其组方和平中正，补而不滞，备受医家青睐，故而多被历代医家所采用，治疗小儿脾胃气虚导致的各种病症。异功散的应用不仅限于儿科，内科、外科、妇科等临床各科多借鉴应用，然而，不论何种病症，其应用的条件总不离脾气虚、气机壅滞的病机根本。如《续名医类案》中记载异功散治疗经行后期的验案，亦或是崩漏下血，辨病和症状虽大相径庭，辨证总以脾气虚、气机壅滞为根本原因者，皆用异功散主治而得效。故而总结得出，异功散主治多证，总以补气运脾为机要。至于异功散的变方，归纳起来主要有以下几个方向：有脾胃气虚而兼寒者，加用干姜、炮姜等药，如五味异功散加煨姜方；有脾胃气虚而兼清阳不升或有化热者，加升麻、柴胡等味；有脾胃气虚而肝气来犯者，肝气不舒者加木香等味，化热者加柴胡、栀子等味。现以疾病为类别，罗列历代医家应用异功散及其变方治疗疾病的经典案例。

一、痢疾

《广嗣纪要·卷十六·幼科医案·痢疾》：祝道山之长子，年七岁，病久痢不已，求治于予，予为制丸剂治之。丸者缓也，以治久病也。用钱氏异功散合香连丸为主，加猪苓、泽泻、车前子以利其小便，神曲、麦芽以消其积滞，诃子、肉豆蔻、炒干姜以止其痢，合之曰和中丸，约二两许，服之未尽而痢止。此为家秘，治久痢不止方也。

《广嗣纪要·卷十六·幼科医案·痢疾》：汪望江年六十生一子，年三岁，病痢。先请甘医下之太过，脾胃受伤，中气下陷，泻痢频并。又请张鹏以豆蔻香连丸并粟壳等止之，痢甚，后重而少物也。请予治之。予曰：老年之子，胎禀已弱，痢宜下之，此通因通用之法，因人而施，不可过也。中气下陷，法当举之，陈莝未尽，劫涩之方，亦不可用也。乃以钱氏异功散，加木香、黄连、当归、白芍药、山药、莲肉，神曲作糊为丸，服之，十日后痢止。元气未复也，只用前药调之。谢予归后，遇往武当进香者杨大明、陈德荣来辞望江，望江先因子病，有托二人便带香疏之愿，二人问其病何如？望江曰：请万密斋治好也。二人曰：我有阿魏，治痢甚效。望江即求五分，作丸五粒，与子服之。予复至其家，望江以告。予曰：阿魏性热，有大毒，耗人元气，虚弱之人不可服也。望江曰：今早服一丸，饭后服一丸，服药后熟睡未醒。予曰：痢止矣，何必服药。此药太峻，神气被伤，恐非正睡也，试请呼之。望江命其母呼之不应，推之不知，急请予入房视之，白睛张露，气已绝矣，望江大恸。详记于此，以为轻妄用药之戒。

【分析】钱仲阳云：泻痢黄赤黑，皆热也。泻痢青白，米谷不化，皆冷也。东垣云：白者湿热伤于气分，赤者湿热伤于血分，赤白相杂，气血俱伤也。海藏用四君、芎、归，治虚弱之痢；四君、干姜，治虚寒之痢。余尝治手足指热饮冷者为实热，用香连丸。手足指冷饮热者为虚寒，用异功散送香连丸。

《续名医类案·卷二十九·小儿科·痢》：万密斋侄七岁，久痢不已，为制丸剂治之。丸者，缓也，以治久病也。

用钱氏异功散，合香连丸为主，加猪苓、泽泻、车前子以利其小便，神曲、麦芽以消其积滞，诃子、肉豆蔻、炒干姜以止痢，合之曰和中丸。约二两许，服之未尽而痢止。此为家秘，治久痢不止方也。

《保婴撮要·卷七·诸痢》：一小儿下痢赤白，里急后重，腹时痛，用香连丸而瘥。后伤食复变痢，欲呕少食，用五味异功散加木香三分，黄连二分，吴茱萸一分，数剂而愈。

《保婴撮要·卷七·诸痢》：一小儿伤乳食，吐泻变赤痢，后重腹痛，先用香连丸而愈。又乳食过多腹痛，先用保和丸一服，痛止，又用五味异功散加木香二剂而愈。

二、泄泻

《丛桂草堂医案·卷一》：詹云溪先生幼子，甫生数月，夏间因服荷叶露、银花露过多，下利手冷，面色白，口吐涎沫，其家以为难活矣。予用理中汤加丁香，减小其剂，一服利止，而涎沫亦不吐矣。二服神气充，手转温。复以五味异功散培养胃气而安。今已十岁，为小学校之学生矣。

《保婴撮要·卷七·惊泻》：一小儿因惊吐泻腹胀，先用六君、木香、柴胡治之稍可；又以五味异功散而愈。后因惊搐痰甚，或用镇惊化痰之药，倦怠不食，而泄益甚，先用异功散加木香、钩藤钩四剂而愈。

小儿惊泻者，肝主惊，肝，木也，盛则必传克于脾，脾土既衰，则乳食不化，水道不开，故泄泻色青，或兼发搐者，盖青乃肝之色，搐乃肝之症也。亦有因乳母脾虚受惊，及怒动肝火而致者。经曰：怒则气逆，甚则呕血及飧泄。法当平肝补脾，慎勿用峻攻之药。脾气益虚，肝邪弥甚，甚至抽搐反张者，亦肝火炽盛，中州亏损之变症也。凡见惊症，即宜用四君、六君、异功散等方，加白附子定风，柴胡平肝引经以杜渐，则必不至泻搐而自安矣。今已见泻吐惊搐，尚不知补脾平肝，以保命、抱龙、镇惊等药治之，其亦去生远矣。

三、脱肛

《万病回春·卷之七·泄泻》：一小儿久泻兼脱肛，小腹重坠，四肢浮肿，面色萎黄、时或兼青，诸药到口即呕吐。审乳母，忧郁伤脾，大便不实。先用补中益气汤、五味异功散及四神丸调治其母，不两月，子母俱愈（上方俱见补益）。

《保婴撮要·卷八·脱肛》：一小儿痢后脱肛，饮食少思，面色青黄，余谓脾土亏损，肝木所胜也。不信，另服消导克滞之剂，腹痛膨胀，倦怠作呕。余曰：脾气虚甚矣。又不信，恪服前药，腹益胀重坠，四肢浮肿。复请治之，仍欲克滞。余曰：腹胀重坠，脾气下陷也。先用五味异功散加木香，四剂，更手足冷，又加干姜，四剂而腹胀诸症渐愈。后因饮食过多，作泻脱肛，用补中益气汤加木香及五味异功散而愈。

【分析】夫肺与大肠相为表里。肛者，大肠之魄门是也。巢氏云：实热则大便秘结，虚寒则肛门脱出。此多因吐泻，脾气虚，肺无所养，故大肠之气虚脱而下陷也。

四、便秘

《证治准绳·幼科·大便不通》：一小儿食粽停滞，大便不通，痛不可忍，手足发搐。用大柴胡汤调酒曲末一钱，下滞秽甚多，作呕不食，用五味异功散加升麻、柴胡而愈。

《证治准绳·幼科·大便不通》：一小儿因乳母暴怒，大便不通，儿亦患之，兼用加味小柴胡汤，先用保和丸二服，后用五味异功散加升麻、柴胡，儿日饮数匙，并愈。

《保婴撮要·卷九·蛔虫》：一小儿病后吐水，心间作痛，余谓胃气虚寒，用五味异功散而愈。后每吐，凡患病，饮食不进，手足并冷，即吐水心痛，余用前散加升麻、柴胡即愈。

《保婴撮要·卷十·脾弱多困》：一女子十一岁，患痢后，嗜卧唾痰，饮食难化，胸腹膨胀，服化痰利气之剂益甚，余谓悉属脾胃气虚，而饮食化痰也。朝用补中益气汤，夕用五味异功散，两月而愈。又伤食吐泻，用六君子汤，月余不应，乃以人参五钱，干姜五分，姜枣煎服百余剂始应，仍用补中益气、异功散而痊。

《古今医案按·卷一·伤寒》：又按龚云林治一人，夏月因劳倦，饮食不节，又伤冷饮得疾，医以时证治之不愈。至十日，苦身体沉重，四肢逆冷，自利清谷，引衣自盖，气难布息，懒言语。此脾受寒湿，中气不足之病也。口干但欲水不欲咽，早晨身凉而生粟，午后烦躁，不欲去衣，昏昏睡而面赤，隐隐红斑见于皮肤。此表实里虚，故内虚则外证随时而变。遂用钱氏白术散加升麻，合本方之干葛、甘草以解其斑，少加白术、茯苓以除湿而利小便，人参、藿香、木香以安脾胃，进饮食。两服而斑退，身温利止。次服五味异功散、治中汤一二服，五日得平。

《古今医案按·卷十·惊搐》：潜村治仙潭孙自范甥慢脾证，痰涎涌盛，咳嗽身热，四肢抽搐，自汗，嗜卧露睛，撮空手振。屡进补脾兼消痰逐风药，不应。以方就商于杨，杨曰：此证风自内出，本无可逐，痰因虚动，亦不必消，只补脾土，诸证自退。但据所示兼证，则其面必㿠白，眼必散大，舌必胖滑，色必嫩白，颈必软而头必垂矣。曰：诚然。然救虚而不应，究何故耶？杨曰：诸证皆属寒，而诸方止救虚者也。使天柱未倒，固能取效，尚须除去逐风消痰之品。今颈软头垂，则天柱已倒，而虚上加寒，确有显据，非炮姜、肉桂，何以追已去之阳，而苏垂绝之气哉？乃写参附养营汤，嘱之曰：如阻以稚幼无阳，无补阳之法，则百不救一矣。服三剂，竟全愈。次用五味异功散加煨姜、白芍，调理而健。

《友渔斋医话·第四种·肘后偶钞下卷·痢》：蔡氏（五九）。血痢两月，医治无法。近日粥饮俱不进矣，胸闷干呕，腹痛不休，里急后重，昼夜六七十行，形神疲困，脉细数而沉，噤口重症显然。幸脉不致弦劲，势虽危险，总因热毒蕴蓄肠胃，非真土败之比，尽人心力，可冀斡旋。川连一钱，黄芩一钱五分，白芍一钱五分（以上三味，立斋先生以为治热痢主药），山楂三钱，厚朴一钱，橘皮一钱，木香（磨冲）少许，扁豆花二十朵，两服干呕止，痢变白，但腹痛仍然，行数不能大减。肛坠，前方消热调气，其痢不减分毫。因忆目下天气收肃，出秽转侧，岂无感冒？肺与大肠相为表里，今脏腑之气皆郁而不伸，治病必当求本。苏叶一钱，防风一钱，升麻七分，橘皮一钱五分，楂肉二钱，苦参一钱五分，白芍一钱五分，甘草四分，厚朴六分，蛀枣两枚（善治秋痢），姜皮四分（辛凉走表）。一服痛痢减半，再剂其病如失。饮食渐进，胸膈不甚舒畅，因肝木动故也。况年及甲周，大病新瘥，中州焉能骤健？缓调平复。党参、白芍、麦冬（白米拌炒）、炒银花、归身（炒黑）、钩藤、橘皮、丹皮、炙草。又方：五味异功散，加归、芍、熟地、砂仁、麦冬。十余剂而痊。

五、白癜风

《续名医类案·卷三十六·白癜风》薛立斋治一男子，常咳嗽，腿患白癜风，皮肤搔起白屑，服消风散一类，痒益甚，起赤晕。各砭出血，赤晕开消，而痒愈甚。服遇仙丹之类，成疮出水，殊类大麻风，咳嗽吐痰，面色皎白，时或萎黄，此脾肺二经虚热之症。先用五味异功散治之，虚热稍退。又用地黄清肺饮，肺气渐清。又用八珍汤、六味丸而寻愈。后又咳嗽痰喘，患处作痒，用参苏饮二剂，散其风邪。又用五味异功散加桔梗，补其肺气而痊。二年后，咳嗽作渴饮水，脉洪大，左尺为甚，用加减八味丸补肾水而痊。

六、潮热

《保婴撮要·卷六·潮热》一小儿夜间发热腹胀。余谓：脾虚肝盛。朝用五味异功散，夕用四味肥儿丸。热止，乃朝用六味地黄丸，夕用异功散而痊。

《保婴撮要·卷六·寒热》一小儿十四岁，每日子时分发热，遍身如炙，午未时则寒，足骨如冰至膝，至子时分，热仍作，此内真寒而外假热也。朝用补中益气汤加参、芪各三钱，附子三分，夕用大剂四君子汤加当归一钱，附子五分，各二十余剂渐安。又用参、术各五钱，归、芪各三钱，陈皮、甘草各一钱，姜、桂五分，各数剂。乃朝用十全大补汤，夕用六君子汤，渐愈。又用五味异功散而寻愈。

七、不能食

《续名医类案·卷十·郁症》徐孝廉室不得寐，不能食，心神恍惚，四肢微寒，手心热汗，至晚则喉间热结有痰，两耳时塞，用安神清火药不效。诊之，六脉萦萦如蛛丝而兼弦数，此中气久郁不舒，虚火上炎之候也。本当用归脾汤以补心脾之虚，奈素有虚痰阴火，不胜芪、圆之滞，木香之燥（用归脾之法），遂以五味异功散，略加归、芍、肉桂以和其阴，导其火，不数剂而食进寝宁，诸症释然矣。

八、赤白游风

《保婴撮要·卷十二·赤白游风》：一女子十五岁患此，色赤作痒，寒热胁痛，面青或赤，此肝火动而血热也，先用加味逍遥散加胆草四剂，诸症顿退。但体倦少食，恶寒欲呕，此脾为肝木所侮，而肺气虚也，用五味异功散，及加味逍遥散而愈。

《保婴撮要·卷十二·赤白游风》：一小儿患此作痒，搔破脓水淋漓，寒热往来，此肝经血燥而生风，先用加味逍遥散，肝症顿退，倦怠少食，用异功散、三黄散而愈。

《保婴撮要·卷十二·赤白游风》：一小儿患此，色赤作痒，脉浮数，此脾胃二经风热也，用人参消风散而愈。又因停食复发，色赤作痛，先用保和丸，后用异功散而消。

九、喘

《小儿药证直诀咳嗽兼变症治》：愚治一小儿停食，服克伐之药，唾痰腥气，面赤气喘。此复伤肺气，内亡津液而变肺痈也。不信，已而果唾脓。用桔梗汤，痰脓顿止，其喘益甚。余谓因脾虚不能生肺而然也，用五味异功散加杏仁、薏苡仁、百合治之而愈。后小便涩滞，误服八正散二剂，小便愈涩，咳嗽吐痰，面赤盗汗。此前药复损肾气，虚火烁肺而为患耳。余用五味异功散调补脾土，用地黄丸滋养肾水而瘥。

《广嗣纪要·卷十六·幼科医案·泄泻》：夫人娇爱小姐（小姐年五岁）太过，误与菱啖之。小姐脾胃尚弱，生冷易伤，病喘，面目浮肿，夫人大惊，使还请全，以药治之，幸勿使老爹知也。全使还复命曰：夫人勿忧，有全在此。还问：当用何方？全曰：宜钱氏异功散为主治，加藿香叶以去脾经之湿，紫苏以去肺经之风，则安矣。还如方，只一服而肿去喘止，还记其方。二十九揭晓后，公出场，见其方，喜谓全曰：此可作一医案。留住至九月初十日，赐全以冠带归。

《万病回春·卷之七·喘急》：一小儿患喘，服发汗之剂，汗出而喘益甚。用异功散顿愈；又用六君子汤而瘥愈。

十、自汗盗汗

《保婴撮要·卷十·自汗》：一小儿自汗盗汗，颈间结核，两目连札，此兼肝脾疳症也，用四味肥儿丸及大芜荑汤而瘥。后每伤食发热，便血自汗，用五味异功散加升麻、柴胡渐愈，又用六味地黄丸而瘥。

《保婴撮要·卷十·盗汗》：一小儿盗汗甚多，久不愈，寸口脉沉伏，饮食少思，稍多食则腹痛汗不止，余谓脾虚食积，用六君、升麻、柴胡，月余脾气渐健，饮食渐加，汗亦少止，乃佐以异功散乃瘥。

《保婴撮要·卷十·盗汗》：一小儿久患盗汗，夜热昼凉，饮食少思，大便酸臭，此食积内作也，先用三棱散消导积滞，又用五味异功散，补脾进食而瘥。

十一、月经不调

《续名医类案·卷三十五·外科·瘙痒》：一妇人经水先期，劳役或气恼，则寒热瘙痒。服祛风降火等药，不劳怒而自痒发热，更加痰喘气促。服化痰清气之药，形气倦怠，食少胸痞，身发疮疹。服消毒之类，脓水淋漓。服大麻风药，口干作渴，欲水而不敢饮，经水又过期，眉间若动。又复月余，眉毛脱落，经水淋漓。此心肝二经风热相搏，制金不能平木，木克脾土而不能统血，肝火旺而不能藏血也。经云水生木，遂朝用地黄丸以滋肾水，生肝血，夕用加味逍遥散以清肝火，生肝血，月余诸症渐愈。又佐以四君、芎、归、丹皮，月余而经水旬日而止。又两月余，经水五十余日而至。乃夕用五味异功散加当归，服两月，经水四十余日而至。因怒寒热，经水如崩，眉棱角动，脉洪数弦，肝脾二脉为甚，用柴胡栀子散二剂以平肝火，用五味异功散二剂以补脾气，发热顿退，经水顿止。更以八珍汤倍加参、术及地黄丸，两月余，经水如期，眉毛渐生。因食停滞，腹胀作痛，另服祛逐剂，泄泻不止，小腹重坠，饮食甚少。先用六君子汤送四神丸，数剂泻渐止，饮食少进。又用补中益气汤倍用升麻，数剂重坠渐愈。后因劳心发热，饮食难化，呕吐涎水，其热自脐上起，觉饥热频作，乃用六君子汤加炮姜治之，热时饮稠米汤，稍安。两月余，又常服加味归脾、补中益气二汤而痊。

十二、疮症

《续名医类案·卷三十·小儿科·疳疮》：一小儿遍身如疮，或痒或痛，肌体消瘦，日夜发热，口干作渴，大便不调，年余不愈。用芦荟丸以治肝，兼五味异功散以补脾而愈。

《续名医类案·卷三十·小儿科·疳疮》：一小儿遍身生疮，头发成穗，眉毛脱落，肌肉消瘦，大便酸臭，小便不调，颈间结核，肚大青筋，先用五味异功散。月余后，用四味肥儿丸，又用大芜荑汤、异功散而痊。

《续名医类案·卷三十·小儿科·疳疮》：小儿遍身如疮，或痒或痛，肌体消瘦，日夜发热，口干作渴，大便不调，年余不愈，用芦荟丸以治肝，兼五味异功散以补脾而愈。

《续名医类案·卷三十·疡症》：一小儿因有食积，服克滞之剂，肢体生疮似疥，服消毒之药，发疙瘩赤色作痒，脓水浸淫。先用五味异功散加柴胡、山栀以补脾胃，平肝木，赤痒渐消。又用四味肥儿丸、五味异功散治之而食积愈。

《保婴撮要·卷十一·热毒疮疡》：一小儿十二岁，胸前患此，肿焮作痛，外敷铁箍散，内服犀角丸，腹中寒痛，验之脓已成，先用五味异功散，再用托里消毒散，脓自出，却用托里散而愈。

十三、慢惊风

《医宗己任编·卷四·四明医案》：吕坦人子，生甫数月，忽急惊风，抽搐直视，发热不乳。医以抱龙丸及羌活、防风、薄荷、僵蚕等作煎调服。坦人商于予，予曰：误矣。此脾土虚而肝木盛也。急用五味异功散，加煨姜进之。少顷，熟睡微汗，热退而乳。用异功以实脾土之虚，加煨姜以制肝木之盛，其处方之严密，直与长洲并驾。

《寿世保元·卷八·慢惊》：一小儿呕吐不食，手足搐搦，痰上壅，手足指冷，额黑唇青。此肾水胜心火也。用五味异功散加木香炮姜，顿安。乃去炮姜，再剂而愈。

【分析】夫慢惊风者，因外感风寒，内伤乳食，而作吐泻。或大病之余，或误吐下之过，脾胃两虚者也。脾与肺，母子也，母虚子亦虚，而生黏痰。胃虚则能生风，风能开能动，故其症目偏喜开，痰滞咽喉如牵锯状，口鼻气冷，唇缓面青，涎流口角，将复瘛疭是也。治宜祛风活痰，健脾生胃。

十四、痘症

《保婴撮要》：一小儿咽痛壮热，痘痕色赤，手微热，此余毒未解，用柴胡麦门冬散而安。七日之后复热，手指初捏似热，久捏则冷，此脾气虚也，用五味异功散而痊。

【分析】陈文宿先生云：痘疮收靥之后，浑身壮热，经日不除，别无他症，用柴胡麦门冬散，如不退，服人参白术散。若风热咳嗽，咽喉不利，用桔梗甘草防风汤。窃谓：前症有因热毒未解者，有因胃气虚热者，有因胃气实热者，其因不能枚举，当临症制宜而药之。

一小儿痘后作痒，夜甚不寐，此脾经气血俱虚，用四君、归、芪数剂而止。后伤食作泻，复痒不寐，仍用前药及五味异功散而愈。

一小儿痘后毒蚀腮，余谓肝脾有热助疳而患也，用大芜黉汤、大芦荟丸为主，以五味异功散为佐，月余渐愈，却以五味异功散，佐以大芜黉汤而瘥。

一小儿臀间痘毒蚀烂，恪敷雄黄散益甚，余谓兼肝脾疳也，先用大芜黉汤、活命饮各二剂，又用九味芦荟丸为主，以五味异功散为佐，月余诸症渐愈。

【分析】陈文宿先生云：痘疹已靥未愈之间，五脏未实，肌肉尚虚，血气未定，忽被风邪搏于肌肉肤肌之间，则津液涩滞，故成疳蚀疮也。

《幼科证治准绳·痘疮》：靥后咽痛治法见痘后余毒条。风热咳嗽，咽膈不利者，陈氏用桔梗甘草防风汤，玄参升麻汤亦得。身壮热，口舌生疮，咽喉肿痛，大便坚实者，射干鼠粘子汤。靥后壮热咽痛，痘痕色红，手微热者，余毒未解也，柴胡麦门冬散主之（余毒）。手指似热而冷者，脾气虚也，钱氏异功散主之。

小结

异功散由四君子汤加陈皮构成，因其组方和平中正，补而不滞，广泛应用于痢疾、泄泻、脱肛、便秘、白癜风、疮症、潮热、不能食、赤白游风、喘症、自汗盗汗、慢惊风、月经不调等多种病症的治疗。以上病症虽大相径庭，但其适用的情形始终围绕脾气虚、气机壅滞的病机根本，充分体现了中医"异病同治"的指导思想，也从侧面反映出中医组方用药所依据的核心不在于症状，而着重于病机的原则。

分析异功散应用广泛的原因，笔者认为"脾胃为后天之本"，脾胃气虚，气血生化乏源是导致很多疾病发生的根本原因，故而调理脾胃气机，顾护气血化生的根本，很多疾病便能从根本上得到改善。再者，大多慢性疾病发展到后期或急性病日久迁延不愈均会导致脾胃虚弱、正气不足，而呈现虚弱状态，这是大多数疾病发展变化的规律，综上因素，使得异功散的应用尤为广泛。

关于异功散的变化应用，笔者主要归纳了下列几种情况：脾胃气虚而痰湿不化者，加用茯苓、猪苓、泽泻、薏苡仁等利水药；有脾胃气虚而兼寒者，加用干姜、炮姜等药，如《医宗己任编》用五味异功散加煨姜方以实脾土之虚，《保婴撮要》用五味异功散加干姜治疗手足冷的变症；脾胃气虚而兼清阳不升或有化热者，加升麻、柴胡等味；脾胃气虚而兼肝气来犯、肝气不舒者，加木香等味；脾胃气虚，肝气来犯，而兼化热者，以异功散加柴胡、栀子等味。

参考文献

［1］万全.广嗣纪要［M］.上海：上海科学技术出版社，2000.

［2］魏之琇.续名医类案［M］.北京：人民卫生出版社，1957.

［3］薛铠.保婴撮要［M］.北京：中国中医药出版社，2016.

［4］袁桂生.丛桂草堂医案［M］.上海：上海科学技术出版社，1986.

［5］（明）龚廷贤原著，朱广仁点校.万病回春［M］.天津：天津科学技术出版社，1993.

［6］王肯堂著，吴唯等校注.证治准绳［M］.北京：中国中医药出版社，1997.

［7］俞震纂辑，达美君等校注.古今医案按［M］.北京：中国中医药出版社，1998.

［8］黄退庵.友渔斋医话［M］.上海：大东书局，1937.

［9］钱乙原著；杨金萍，于建芳点校.小儿药证直诀［M］.天津：天

津科学技术出版社，2000.

［10］高鼓峰等著，王汝谦注.医宗己任编［M］.上海：上海卫生出版社，1958.

［11］龚廷贤原著，王均宁等点校.寿世保元［M］.天津：天津科学技术出版社，1999.

［12］王肯堂著，吴唯等校注.证治准绳［M］.北京：中国中医药出版社，1997.

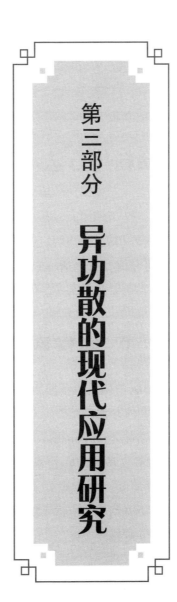

第三部分

异功散的现代应用研究

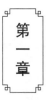

第一章

资料与方法

本部分主要从国内外相关的文献数据库中进行检索，了解异功散的现代应用研究情况，包括临床应用和相关机制的研究。

第一节　资料来源

国内外常见的与中医药相关的数据库，中文数据库平台包括中国知网（CNKI）、万方、维普、SinoMed、超星、华艺文献等，外文数据库平台包括PubMed、SCI、Primo一站式检索、ProQuest、万方外文检索等。检索结果大部分为中文文献，只有少量的外文文献，包括英文文献和日文、韩文文献，都与异功散相关，一并纳入，但是从文献计量学分析，为了统计的方便，把外文文献排除在外。

第二节　检索策略与检索结果

一、中国知网（CNKI）数据库

以"异功散"作为检索词在中国知网数据库平台（http://www.cnki.net）对主题检索途径进行检索，不设置检索年限，检索结果为422条。

二、万方数据库

以"异功散"为检索词，在万方数据库的综合平台（http://www.wanfangdata.com.cn）"万方智搜"上进行智能搜索，不设置检索年限，搜索结果为326条，包括3条韩文文献。未选择万方医学网是因为万方数据综合平台包含的学科较多，还包括了外文资源，"异功散"在万方医学网（http://med.wanfangdata.com.cn）的检索结果为242条。

三、维普数据库

以"异功散"为检索词，在维普中文期刊服务平台（http://qikan.cqvip.com）上进行任意词检索，不设置检索年限，检索结果为147条。

四、SinoMed文摘数据库

以"异功散"为检索词，在中国生物医学文献数据库平台（http://www.sinomed.ac.cn）上进行智能检索，不设置检索年限，检索结果为205条。

五、外文数据库

在PubMed、SCI、Primo一站式检索、ProQuest等外文数据库以及华艺文献等数据库中，采用的检索词包括"YiGongSan""Yigongsan""Igongsan""Ekongsan""E-kong-san"等，支持汉语的平台还使用了"异功散""異功散"，以及韩语"이공산"等检索词，检索结果不多，有与异功散相关的英文文献4条、韩文文献3条、日文文献6条，相关度不高。

外文文献均直接在讨论中引用，外文文献的题录信息不纳入统计分析范围。

六、文献查重与处理

对上述数据库的检索结果进行查重处理，将题录信息导入文献处理软件后，按照"作者""年份""标题""期刊"等字段进行查重，968条题录信息中，有394条重复题录，删除重复后，剩余574条题录信息。

第三节　纳入标准

一、纳入标准

与异功散相关的临床文献、实验研究、病例报道、专家经验总结、综述性文献等（排除外文文献）均纳入。

二、排除标准

排除了将"异功散"作为对照组的临床文献，排除了图书摘录与图书章节介绍，排除了与"异功散"相关的兽医类文献、专利信息、内容不全的报纸文献、考试题及答案，以及内容不太相关的其他文献。完成筛选后，剩余554条题录信息。

为了文献计量学的统计方便，异功散相关的英文文献和韩文文献的题录信息未纳入。

第四节　数据整理

对数据中出现的错误予以纠正，如作者名字连在一起、年代等字段信息缺失。再次进行查重处理，发现22条题录信息重复，予以删除。经过数据整理后，最终剩余532条题录信息。

第五节　文献计量学分析

最终完成文献筛选后，对532条题录信息进行文献计量学分析。

一、文献发表时间分布

异功散近40年来的发文量统计如下：

年份	论文数	年份	论文数
2020	29	1999	5
2019	24	1998	11
2018	17	1997	12
2017	32	1996	2
2016	21	1995	9

续表

年份	论文数	年份	论文数
2015	23	1994	11
2014	21	1993	12
2013	19	1992	17
2012	14	1991	8
2011	18	1990	14
2010	16	1989	13
2009	11	1988	3
2008	8	1987	6
2007	16	1986	10
2006	11	1985	8
2005	10	1984	7
2004	14	1983	5
2003	12	1982	8
2002	6	1981	7
2001	15	1980	1
2000	7		

发文量趋势如下图所示，可以看出异功散相关的研究热度：

近40年异功能发文量趋势图

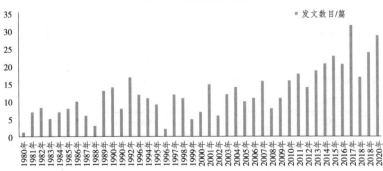

二、文献类型分析

对532条题录信息的文献类型统计如下：

文献类型	数量（篇）	文献类型	数量（篇）
期刊论文	467	会议论文	29
学位论文	33	其他	3

三、文献发表期刊统计分析

对467条期刊论文题录信息的期刊来源进行统计，发文量排前30位的期刊如下：

期刊名称	载文量	期刊名称	载文量
四川中医	27	吉林中医药	7
陕西中医	15	内蒙古中医药	7
中医杂志	15	上海中医药杂志	7
河南中医	14	中国中医药现代远程教育	7
江西中医药	14	中医临床研究	7
新中医	14	湖南中医杂志	6
辽宁中医杂志	11	山西中医	6
实用中医药杂志	11	中医药学报	6
中国社区医师	11	贵阳中医学院学报	5
福建中医药	10	河北中医	5
湖北中医杂志	10	中华中医药杂志	5
浙江中医杂志	9	国医论坛	4
光明中医	8	现代中西医结合杂志	4
实用中医内科杂志	8	云南中医中药杂志	4
黑龙江中医药	7	浙江中医学院学报	3

来源期刊词频云图如下，显示与异功散相关的期刊文献量：

四、文献作者统计分析

对532篇文献的作者进行词频统计分析，排在前30位的作者如下：

作者	发表文章数	作者	发表文章数
罗梅宏	7	门九章	3
郑秦	7	施益农	3
陈明岭	6	石岭	3
王贤斌	5	孙香娟	3
曾倩	4	汪受传	3
李刚	4	王英	3
李国安	4	薛城	3
程立秀	3	闫宏丽	3
邓朵朵	3	杨柳	3
董汉良	3	岳仁宋	3

续表

作者	发表文章数	作者	发表文章数
管宇	3	张爱萍	3
郭志清	3	张伟	3
季玉婷	3	保继琼	2
季哲生	3	曾庆祥	2
姜一陵	3	陈荣坤	2

作者共现关系的可视化分析如下图，不同颜色表示合作次数多少：

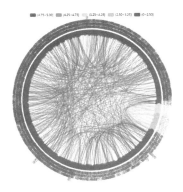

作者的词频云图如下：

五、关键词词频统计

对532篇文献的关键词进行词频统计分析，词频大于等于5的关键词如下：

关键词	词频	关键词	词频
异功散	181	胃脘痛	8
五味异功散	56	学术思想	8
白术	27	炙甘草	8
补气药	26	中医药治疗	8
小儿厌食症	26	甘草	7
中医药疗法	26	活血祛瘀药	7
陈皮	24	清热剂	7
小儿	21	泄泻	7
名医经验	18	辛凉解表药	7
加味	15	验案	7
加味异功散	15	玉屏风散	7
儿科	13	治则	7
临床应用	13	经验	6
辨证论治	12	木香	6
脾胃病	12	消溃异功散	6
脾胃虚弱	12	厌食症	6
补气剂	11	白芍	5
健脾益气	11	白术散	5
脾胃	11	补阴药	5
脾虚	11	苍术属	5
前胃弛缓	11	柴胡	5
医案	11	从脾论治	5

续表

关键词	词频	关键词	词频
归芍异功散	9	临床疗效	5
临床经验	9	慢性胃炎	5
钱乙	9	脾虚证	5
胃痛	9	平胃散	5
治疗	9	气血	5
补血药	8	祛湿利水药	5
补中益气汤	8	先兆流产	5
党参	8	小儿药证直诀	5
慢性萎缩性胃炎	8	虚证	5
内科杂病	8	益气健脾	5
脾胃气虚证	8	早期先兆流产	5
清热燥湿药	8	治法	5
四君子汤	8	治验	5
四逆散	8		

关键词的词频云图如下：

六、关键词聚类分析

对532篇文献的关键词进行共现分析和聚类分析，按照不同的时间跨度得到以下结果：

（一）近十年来的研究热点（2009—2019）

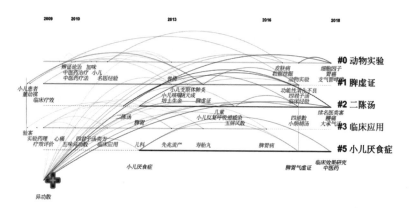

根据以上十年来异功散相关文献关键词共现聚类分析的时间线视图可以得知，近十年来异功散相关的研究主要集中在动物实验和临床应用方面，动物实验与脾虚证的相关度高，在临床应用方面，小儿厌食症是近十年来的研究热点。

（二）近二十年来的研究热点（1999—2019）

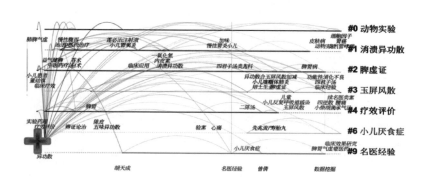

根据以上二十年来异功散相关文献关键词共现聚类分析的时间线视图可以得知，近二十年来异功散相关的研究主要集中在动物实验、疗效评价和名医经验的总结等方面，消溃异功散、玉屏风散和小儿厌食症是近二十年来的研究热点。

（三）近三十年来的研究热点（1989—2019）

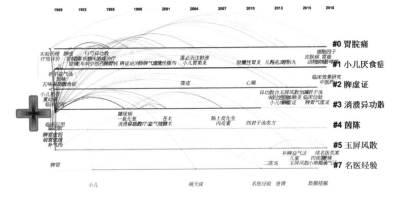

根据以上三十年来异功散相关文献关键词共现聚类分析的时间线视图可以得知，近三十年来异功散相关的研究主要集中在动物实验、临床应用和名医经验的总结等方面，胃脘痛、小儿厌食症、脾虚证、消溃异功散和玉屏风散等是近三十年来的研究热点。

（四）近四十年来的研究热点（1979—2019）

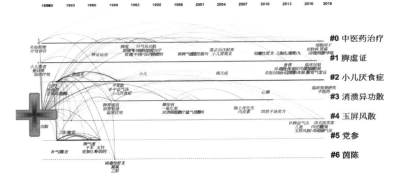

　　根据以上四十年来异功散相关文献关键词共现聚类分析的时间线视图可以得知，近四十年来异功散相关的研究主要集中在临床应用和实验研究的总结等方面，脾虚证、小儿厌食症、消溃异功散和玉屏风散等是近四十年来的研究热点。

异功散的临床应用

第一节　临床报道

一、异功散原方的临床应用

（一）内科中的应用

1.脾胃病中的应用

1.1　胃炎

胃炎（gastritis）指各种原因引起的胃黏膜炎症，为最常见的消化系统疾病之一。按临床发病的缓急，一般可分为急性胃炎和慢性胃炎两大类；按病因不同，可分为幽门螺旋杆菌相关性胃炎、应激性胃炎、自身免疫性胃炎等。不同病因引起的胃炎其病理改变亦不同，通常包括三个过程，即上皮损伤、黏膜炎症反应和上皮再生。急性胃炎根据其病理改变又可分为单纯性、糜烂出血性、腐蚀性、化脓性等，慢性胃炎根据其病理改变又可分为非萎缩性、萎缩性和特殊类型三大类。各型胃炎的诊断和鉴别诊断主要依据胃镜检查。

王瑞华[1]用加味异功散治疗慢性萎缩性胃炎收到满意疗效。治疗共60例，均为医院门诊患者。男39例，女21例；年龄26～46岁34例，47～58岁18例，58～72岁8例；病程最短4个月，最长26年；伴胃黏膜肠上皮化生24例，胃黏膜细胞异常增生12例；病程平均18个月。治疗方法：加味异功散。药用党参20g，白术15g，茯苓15g，陈皮10g，山药30g，半夏10g，枳壳10g，丹参10g，砂仁6g（后下），生麦芽30g，甘草5g。随证加减，胃脘痛加延胡索，胃脘胀甚加佛手，口干苔腻加藿香、佩兰，胃阴不足加麦冬、石斛，脾阳不振加附子、干姜，伴幽门螺旋杆菌感染加蒲公英、半枝莲，胃黏膜充血水肿、有瘀血加三七，有出血去丹参加仙鹤草、阿胶，伴肠上皮化生加薏苡仁、白花蛇舌草、败酱草，伴不典型增生加莪术、山慈菇、半枝莲。每日1剂，水煎3次，取汁约750mL，分早、中、晚3次温服，2周为1个疗程，连用2～4个疗程。痊愈28例，占46.7%；显效15例，占25.0%；有效13例，占21.6%；无效4例，占6.7%；总有效率93.3%。

雷远忠[2]等依据临床辨证，拟定"异功散"为基本方加减治疗慢性胃炎，临床治疗30例，取得了一定的疗效。自拟异功散加味。基本方：人参、白术、茯苓、生甘草、陈皮、法半夏。加减：四肢不温、舌淡脉弱者，当为气虚无力，宜益气加黄芪、当归；夹血瘀者选用丹参、蒲黄、五灵脂等；胃热偏甚者加黄连、生石膏、黄芩；疼痛甚者选用佛手、沉香、厚朴花、代赭石、旋覆花；胸闷选加瓜蒌皮、桔梗；中寒明显加吴茱萸、高良姜、干姜；便溏、少腹隐痛加肉桂、炮姜；嘈杂泛酸者加乌贼骨、煅瓦楞子；恶心呕吐加姜半夏、姜竹茹、代赭石；食欲减退加炒鸡内金、焦神曲、焦山楂、焦二芽；便黑加三七、白及。一般为水煎服，每日1剂，早晚空腹各服1次。1个月为1个疗程。治疗结果：显效20例，有效9例，无效1例，总有效率96.67%。

徐吉密[3]采用加味异功散治疗慢性萎缩性胃炎40例，取得了较好的疗效。共80例患者，其中男性46例，女性34例，年龄：37~69岁，平均47岁，病程：3~11年，平均6年，腺体萎缩程度：轻度萎缩26例，中度萎缩34例，重度萎缩20例。随机分为治疗组和对照组各40例。治疗组采用自拟加味异功散治疗。基本方药物组成：党参、蒲公英各30g，炒白术、茯苓、炒白芍、木香、姜半夏各15g，陈皮、柴胡各10g，炙甘草6g。加减：胃脘疼痛较甚者，加延胡索15g，丹参30g；口干明显者，加石斛、麦冬各30g；嗳气频作者，加旋覆花（包）15g；兼脾胃虚寒者，加高良姜10g；湿热中阻者，加黄芩、苍术各10g。每日1剂。清水煎，分早晚2次温服。治疗4周为1个疗程。对照组采用西药口服治疗。吗丁啉片每次10mg，麦滋林冲剂每次0.67g，餐前半小时服用，均每日3次。治疗4周为1个疗程。治疗结果：治疗组治愈6例，显效17例，有效12例，无效5例，总有效率87.5%；对照组治愈2例，显效10例，有效12例，无效16例，总有效率60%。

1.2　肠炎

肠炎是由细菌、病毒、真菌和寄生虫等引起的小肠炎和结肠炎。临床表现主要有腹痛、腹泻、稀水便或黏液脓血便。部分病人可有发热及里急后重感，故亦称感染性腹泻。肠炎按病程长短，分为急性和慢性两类。慢性肠炎病程一般在两个月以上，临床常见的有慢性细菌性痢疾、慢性阿米巴痢疾、血吸虫病、非特异性溃疡性结肠炎和局限性肠炎等。

慢性结肠炎又称慢性非特异性溃疡性结肠炎，是一种病因不明的直肠和结肠炎性疾病。症状为腹痛、腹泻、里急后重、时便下黏液、泄泻或便秘交替发生，时好时坏，缠绵不断，反复发作。本病可发生于任何年龄，以20~50岁多见，男女发病率无明显差异。精神刺激、劳累、饮食失调为本病发病的常见诱因，属于中医的"泄泻""久泻""痢疾""腹痛"等范畴。目前西医对本病的治疗效果尚不满意，而中医药则对本病有较好疗效。周萍[4]等总结了慢性腹泻型结肠炎中医分型论治研究，针对其中的脾气虚弱型，一般采用益气健脾、渗湿止泻等治法，常用方剂为参苓白术散、补中益气汤、异功散等加减化裁；常用药物有党参、白术、茯苓、山药、莲子、白扁豆、薏苡仁、砂仁、桔梗、黄芪、陈皮、甘草、升麻、柴胡、五倍子、石榴皮、肉豆蔻、五味子、乌梅、焦山楂、焦神曲、鸡内金等。

1.3 消化性溃疡

消化性溃疡主要指发生于胃及十二指肠的慢性溃疡，是一种多发病、常见病。其临床表现为慢性过程、周期发作、中上腹节律性疼痛。消化性溃疡多发生于胃和十二指肠，亦可发生于与胃酸、胃蛋白酶接触的其他部位，如食管下段、胃肠吻合术的吻合口、空肠Meckel憩室等。

王培香[5]等采用辨证治疗消化性溃疡88例，均为医院门诊病例，其中，男52例，女36例；年龄18~64岁，平均36.2岁；其中，胃溃疡26例，十二指肠溃疡56例，复合性溃疡6例。消化性溃疡的临床辨证分型主要有三种：胃气壅滞型、脾胃气虚型、瘀血内停型。采用健脾益气的方法，用异功散加味治疗脾胃气虚型消化性溃疡。药物组成：人参10g，白术9g，茯苓9g，炙甘草6g，陈皮9g，黄芪20g，当归10g。加减：若嗳气纳呆加木香6g，砂仁6g；兼有痰湿加半夏12g，白芥子9g。总治疗结果：88例中，临床治愈47例（53.41%），好转34例（38.66%），无效7例（7.93%）；总有效率为92.45%。

冯楚才[6]等采用异功散加味治疗胃溃疡120例，药物组成包括：黄芪30g，党参15g，白术12g，茯苓12g，陈皮12g，炙甘草10g，佛手15g，田七10g，延胡索15g，蒲公英20g，煅瓦楞子12g，桂枝6g，海螵蛸15g。随证加减。治疗120例，痊愈37例，显效58例，好转20例，无效5例，总有效率为95.8%。

马晓国[7]等采用异功散加减治疗110例消化性溃疡患者，取得了较为满意的效果。以异功散加减为主治疗，药物组成：党参20g，香附15g，陈皮20g，白术15g，延胡索15g，丹参20g，白及35g，砂仁15g，蒲公英20g，甘草7.5g，海螵蛸25g，云苓15g。随证加减，每日1剂，水煎，早晚空腹温服。治疗结果：痊愈80例，好转24例，无效6例，总有效率94.7%。

郑春芳[8]应用异功散加味治疗消化性溃疡病43例，其中男30例，女13例，临床表现主要为上腹部反复发作性疼痛，喜温喜按，空腹时疼痛加重，胃脘嘈杂，口淡无味，泛酸嗳气，食纳不佳，舌质淡红，苔薄白，脉虚弱。本组病例皆经纤维胃镜检查确诊。药物组成：党参、茯苓、川楝子各12g，白术、乌药、炒三仙、炙甘草、陈皮各10g，延胡索、海螵蛸各15g，煅瓦楞子30g，小茴香、广木香各6g。水煎温服250mL，每日2次，2～4周为1个疗程。随证加减：脘腹胀闷痛连及两胁，嗳气较甚者，加青皮、佛手；痛有定处，大便如柏油状者，加蒲黄炭、大黄炭、三七粉；呕吐酸水者加左金丸；胃灼热者加黄连；头昏眼花，面色萎黄者加阿胶、黄芪。治疗结果：痊愈28例，显效9例，好转4例，无效2例，总有效率为95.3%。

1.4 消化不良

功能性消化不良亦称非溃疡性消化不良，主要以上腹饱胀疼痛或不适（餐后加重）、嗳气、厌食、恶心、呕吐、嘈杂、泛酸等特定的上消化道症状为主诉，但无胃肠道器质性病变。现代医学认为，本病是由功能障碍引起，其发病机制至今尚不清楚，临床上多采用心理治疗、饮食生活调适及胃肠动力药对症治疗，效果多不理想。本病属中医学"胃脘痛""痞满""呕吐"等范畴。

王瑞华[9]采用加味异功散治疗52例，取得较好疗效。52例均为门诊就诊患者，男23例，女29例，诊断参照叶任高主编的《内科学》确诊。治疗方法：全部病例均采用加味异功散治疗。药物组成：党参20g，白术10g，茯苓10g，甘草3g，陈皮9g，枳壳10g，怀山药30g，生麦芽20g，檀香9g，砂仁（后下）3g。随证加减：湿浊偏甚者，白术易苍术10g，加厚朴9g；脘胀甚者加香附9g，佛手9g；寒盛者加干姜10g；湿热盛者加黄芩10g，黄连3g；泛吐酸水者加乌贼骨15～30g；嗳腐者加鸡内金10g；呕吐甚者加代赭石20g，沉香5g。水煎2次，取汁400mL，早晚各半，空腹服。治疗结果：治愈34例（占65.4%），临床症状消失，随访半年以上未见复发；好转16例（占30.8%），部分症状消失或缓解；无效2例（占3.8%），症状无改善或病情反复。有效率96.2%。

沈燕[10]探究不换金正气散合异功散治疗功能性消化不良的效果，发现对该疾病患者实施不换金正气散合异功散治疗有良好效果。

廖成荣[11]等介绍杨廉方应用四逆散合方治疗脾胃病经验，提及应用四逆散合异功散治疗功能性消化不良。

1.5　其他

糖尿病性胃轻瘫是糖尿病的常见并发症之一，是一种胃动力障碍性疾病，临床主要以胃排空延缓并不伴有机械性梗阻为特征，其发病主要表现为功能性消化不良综合征，可见早饱、餐后腹胀、厌食、恶心、呕吐等症状。有研究显示，5%～12%的糖尿病患者有胃轻瘫症状，而在口服降糖药的患者中，其所占比例约40%。本病的西医治疗常用莫沙比利、多潘立酮等促胃动力药，虽有一定疗效，但长期服用可能出现不良反应，其疗效亦可能减低，且停药易复发，治疗存在局限性。中医学认为，本病可归属于"呕吐""胃痛""痞满"等范畴。唐希军[12]报道了异功散加味治疗糖尿病性胃轻瘫的临床疗效，方法：将67例糖尿病性胃轻瘫患者分为治疗组34例，对照组33例。在治疗原发病的基础上，治疗组加用异功散加味，每天1剂，水煎取汁早晚分服，药物组成为：党参15g、炒白术15g，茯苓20g，陈皮10g，炙甘草6g，枳壳10g，白豆蔻（后下）4g，焦山楂10g，神曲10g，炒麦芽15g，黄连3g；对照组加用枸橼酸莫沙比利5mg，每天3次，餐前口服，两组均治疗30天后观察疗效。结果：治疗组总有效率为94.12%，对照组总有效率为69.70%，两组总有效率比较，差异有统计学意义（$P<0.01$），治疗后胃排空时间治疗组与对照组比较，差异有统计学意义（$P<0.01$）。结论：异功散加味治疗糖尿病性

胃轻瘫的疗效较好。姚家勇[13]报道了异功散加味治疗糖尿病性胃轻瘫54例的临床疗效。54例糖尿病性胃轻瘫患者均在控制饮食、运动疗法、降糖药及胰岛素应用的基础上，口服中药异功散加味治疗，基本方：潞党参15g，炒白术20g，茯苓20g，陈皮10g，甘草6g。呕吐腹胀加代赭石40g，木香6g，藿香10g，法半夏15g，竹茹6g，神曲20g，川黄连6g，鸡内金10g；口苦便秘者加生大黄8g（后下），枳壳10g，黄精10g，肉苁蓉10g，黑芝麻20g，炒黄芩10g；烧心泛酸加川黄连6g，吴茱萸6g，浙贝10g，乌贼骨15g，麦芽15g，生姜10g，杭白芍15g。每日1剂，水煎取汁200mL，分2次温服，15天为1个疗程，治疗2个疗程后观察疗效。治疗结果：显效40例，有效10例，无效4例，总有效率为92%。

李琼锋[14]等采用异功散加减治疗胰腺炎的病例报道。陈某，女，52岁。2002年3月23日初诊。四个月前突然发生上腹部疼痛，经当地医院尿检，诊断为急性胰腺炎，住院治疗10余天，未愈出院，多次检查尿淀粉酶未能下降。症见左侧腹部胀痛，纳食不香，二便正常，面色不华，语声低微，脉沉细，舌淡，苔薄白，尿淀粉酶2250单位，证属脾气虚弱，健运失职，治宜益气健脾，枢转中州。以异功散加减，药用麦谷芽（各）40g，党参15g，怀山药15g，茯苓15g，陈皮10g，甘草6g。服药5剂后腹痛消失，精神好转，纳食增进，尿淀粉酶降至正常，继以原方调治，前后服药20余剂，临床症状消失。

胃下垂是一种常见的慢性胃病，属中医"胃缓"范畴，系指由于长期饮食失节，或七情内伤，或劳倦过度，导致中气不足，胃中虚寒，从而出现以脾胃虚弱为特点的病症。张鹏宏[15]报道了加味异功散治疗胃下垂的治疗经验。药物组成：

生黄芪、枳实、党参、白术、茯苓、陈皮、炙甘草。随证加减，气滞甚者加木香、槟榔；呕逆不食者加半夏、砂仁降逆和胃；胃纳呆钝者酌加麦芽、鸡内金以健胃消滞；痛甚者加白芍，以缓急止痛，临床疗效良好。

孙德龄[16]等报道了五味异功散加味治疗肠结核的临床个案。霍某某，男，45岁，1984年1月20日诊。患者慢性泄泻，纳差乏力，消瘦近15年。四个月前因急性阑尾炎在地区医院行阑尾切除术，术中发现肠结核，给予抗痨治疗。出院后，泄泻仍作。五味异功散加味：党参、山药各15g，焦白术、陈皮、三棱、莪术、扁豆各10g，炙甘草、生姜各5g，广木香6g，生黄芪30g，茯苓12g，大枣3枚，服药25剂，泄泻停止，精神转佳。

王曦辰[17]发现加味异功散与匹维溴铵片均能改善腹泻型肠易激综合征（脾胃虚弱型）的临床症状，但经统计学研究加味异功散对于排便急迫感、餐后腹胀、纳呆、倦怠乏力、神疲懒言、情绪方面的改善优于匹维溴铵片。此外，加味异功散无不良反应，安全性高，远期复发率低，值得临床推广应用。

许话[18]观察异功散合活络效灵丹治疗脾虚血瘀型慢性萎缩性胃炎的临床疗效。方法：将80例慢性萎缩性胃炎脾虚血瘀型患者随机分为治疗组和对照组各40例，对照组予以胃复春片治疗，治疗组采用异功散合活络效灵丹治疗，疗程均为6个月，观察两组临床疗效及治疗前后中医症状积分和胃黏膜病理变化。结果对照组总有效率70%，治疗组总有效率90%，差异有统计学意义（$P<0.05$）。两组主要中医症状积分和病理积分组内比较及治疗后组间比较，差异均有统计学意义（$P<0.05$）。故认为异功散合活络效灵丹能有效改善慢性萎缩

性胃炎患者的临床症状和病理表现。

2.肺病中的应用

2.1 咳嗽与哮喘

慢性阻塞性肺疾病是在全球范围内严重威胁人类生命健康的一种常见病、多发病，其病程较长，易反复发作，迁延难愈，病死率高，并给患者及家庭、社会带来沉重的经济负担，已成为一个重要的公共卫生问题。韩明向教授为全国第二、四、五批老中医药专家学术经验继承工作指导老师，安徽省国医名师，香港大学荣誉教授，其基于肺喜温而恶寒的理论，善用温法治疗痰饮咳喘，积验甚丰。陈炜[19]等总结了韩明向运用温法治疗慢性阻塞性肺疾病经验，认为慢性阻塞性肺疾病反复发作、迁延难愈的根源在于痰饮内伏为患，属阳虚阴盛、本虚标实之候。其本在脾肾虚寒，其标为外邪袭肺。韩明向运用温法辨治慢性阻塞性肺疾病：以温肺汤加减治疗感寒饮冷之证，以化痰降气胶囊加减治疗痰饮内阻证，以阳和汤加减治疗痰瘀并见证，以玉屏风散、异功散、金匮肾气丸、补肺汤化裁治疗痰饮咳喘之证。

杨以琳[20]等观察了加味异功散治疗脾虚型感冒后咳嗽的疗效，方法：将60例符合脾虚型感冒后咳嗽诊断标准的门诊病人随机分为两组，对照组和治疗组各30例。治疗组煎服加味异功散，药物组成及加减：党参20g，茯苓15g，白术15g，炙甘草6g，陈皮6g，五爪龙30g，苏子叶10g，厚朴10g，龙利叶10g，生姜10g。上方加水500mL，煎至150mL，温服，每日1剂。痰黄黏，去苏叶、厚朴，加瓜蒌皮15g，黄芩10g。对照组口服复方甘草合剂，每次10mL，3次/日，疗程均为7天。结果：治疗组疗效优于对照组（$P<0.05$）。治疗组在改善咳

嗽方面优于对照组（*P*<0.05），但于痰量减少无明显差异（*P*>0.05）。结论：提示加味异功散治疗脾虚型感冒后咳嗽有效，值得进一步研究。

赵明元[21]报道了异功散加苍术、白术治疗咳嗽的临床经验。陈某，女，6岁。因支气管肺炎（腺病毒）住院18天，仍有咳嗽，治疗以运脾、化痰、养阴清热，方用异功散合沙参麦冬汤加味：太子参1.5g，白茯苓10g，炒苍术10g，陈皮10g，沙参10g，麦冬10g，玉竹6g，制半夏10g，白僵蚕10g。5剂后咳嗽明显减轻，低热清，再进5剂告愈。

2.2　肺癌

肺癌是全球发病率最高的恶性肿瘤，近年来其发病率和病死率都呈明显增高的趋势。近年来，由于各种新的化疗药物、靶向药物、免疫治疗药物的问世以及放疗技术的发展，肺癌的治疗效果不断提高，但是综合来看，其总体生存率仍未能取得令人满意的效果，肺癌总的5年生存率只有10%～15%，严重影响着人类的健康。近年来，医学界越来越重视在大数据循证医学指导下的个体化治疗，而中医药本身就注重辨证论治、整体观念、三因制宜、治未病等理念，在肺癌综合治疗中的地位应该得到进一步重视。陈滨海[22]等讨论了"分阶"论治肺癌的经验，认为肺癌的发生、发展及疾病的终点事件始终处于一个恒动的变化过程中，即不同时间段的机体及疾病处于不同的阶段。依据肺癌的病程特点可将其分为围手术期、围放化疗期、康复期和姑息期等4个不同的病理阶段进行辨证论治。其中，姑息期的患者大部分属于晚期，以正虚为主，标实为次，此阶段的治疗目标是缓解症状，提高生活质量，延长生存时间，可用异功散、参苓白术散等加减治疗。

2.3 肺痿

肺痿是由多种原因引起的肺组织萎陷或无力，以致失去呼吸功能。肺癌术后感染引起的肺痿较一般肺痿尤为棘手。陈熠主任医师选用理气化痰、清肺通络药物配合逍遥散疏肝解郁，同时使用异功散兼顾脾胃治疗，取"治痿者独取阳明"之意，运用清肺解郁法治疗肺癌术后感染引起的肺痿（肺不张），取得满意疗效[23]。

3.癌变中的应用

恶性肿瘤是一类严重危害人类健康的疾病。据相关数据显示，全世界平均每年有900万人罹患恶性肿瘤。我国每年新发病例约200万人，死亡约140万人。恶性肿瘤细胞分化程度低，生长快，侵犯周围组织能力强，并可通过淋巴和血管向远处转移，这些特性使恶性肿瘤成为目前患者死亡的常见原因之一。因恶性肿瘤的死亡率高，所以一旦发现，治疗措施就显得非常重要。手术治疗、放射疗法、化学疗法是西医治疗恶性肿瘤的三大主要手段。根据恶性肿瘤的特点及其发展阶段，在治疗时相互配合使用，可以争取达到最大治疗效果，但同时毒副作用对机体的损害也是不容忽视的。有些患者并不是死于恶性肿瘤本身，而是死于治疗手段引起的毒副作用。这时引入中医对机体的治疗调节作用就显得非常重要。有研究表明，四君子汤可提高肿瘤小鼠CD3+、CD4+/CD8+细胞免疫功能[24]，并可显著提高机体免疫功能，改善T细胞亚群[25]。

黄朝忠[26]等总结了异功散应用在恶性肿瘤患者中的体会，认为恶性肿瘤是机体在某些内在因素影响的基础上，加上外来致病因素长期作用的结果。所以体弱者平素可适当服用异功散，增加机体抵抗力。行手术、放化疗的恶性肿瘤患者，服用以异功散为主的汤药，不仅能增加疗效，而且有减毒作用，能收到事半功倍的疗效。恶性肿瘤晚期的患者，治愈是不可能的，应把注意力放在减轻患者病痛、提高生活质量上。治疗以异功散为主，辅以软坚散结、清热解毒、化痰祛湿、活血止痛之药，扶正祛邪，增强机体抗肿瘤的能力，减轻患者痛苦症状，从心理上给患者带来希望。

肿瘤患者应用异功散的理论依据：①气的推动和调控作用：气是活力很强的精微物质，能激发和促进人体的生长发育及各脏腑经络的生理功能。恶性肿瘤是在机体某些内在因素影响的基础上发生的。若人体脏腑气虚，推动和激发功能减弱，就会导致机体脏腑功能减退，如此精的生成和输布、血的生成和运行、津液的输布和代谢均障碍，这些无不是恶性肿瘤发生的内在因素。②气的防御作用：气既能护卫肌表，防御外邪入侵，又能祛除侵入机体内的病邪。《素问·遗篇·刺法论》说："正气存内，邪不可干。"外来致病因素长期作用于机体是恶性肿瘤发生的外在条件。若气的防御功能低下，势必不能抗邪，则邪气易侵入机体而发病。③气为血之帅：气能生血，气充盛，则化生血液的功能增强，血液亦充足；气能行血，《血证论·阴阳水火气血论》说"运血者，即是气"，气充盛，气机调畅，血行通畅，无瘀滞之弊；气能摄血，气充盛，则血液可正常运行于脉管内，不致血溢于脉外，形成瘀血包块。

治疗方法：癌症早期患者手术是首选，术前使用异功散，可使机体脏腑之气充盛，气足则能摄血，可减少术中出血量；气盛则能增强机体抵抗力，以防外邪侵袭，造成术后感染。手术中金刀操作可导致机体气血失和，形成瘀血包块，气充盛，可促进血行，减少瘀滞之弊。术后服用异功散，补中益气，理气健脾，可增加机体抵抗力，促进伤口愈合。

癌症晚期患者往往存在癌细胞远处转移，失去了手术的机会，化疗是首选。由于化疗药物对肿瘤细胞尚无特异性选择抑制或杀灭作用，在杀灭肿瘤细胞的同时也会危害正常组织细胞，临床常见的有骨髓抑制、消化道反应、毛发脱落、免疫功能降低等，严重者则需要停止化疗。异功散有补中益气、理气健脾之功，气充盛则化生血液有源，血液充足，气又能行血，将血液运行肌表，滋润濡养毛发，则毛发乌黑亮丽不易脱落，血液运行周身，滋润濡养脏腑，脏腑功能活动正常，机体抵抗力就会增强。

结直肠癌远处转移中最常见的靶器官是肝脏。目前对于有肝转移的结直肠癌患者，手术切除是唯一可能治愈的方法。但遗憾的是，所有肝转移患者中只有不足25%可以切除，如何提高肝转移瘤的切除率一直是研究的热点。王赛赛等[27]采用加味异功散联合化疗治疗结直肠癌肝转移脾虚证68例，取效较好。

4.其他疾病中的应用

4.1　萎黄病（缺铁性贫血）

当机体对铁的需求与供给失衡，导致体内贮存铁耗尽（ID），继之红细胞内铁缺乏（IDE），最终将引起缺铁性贫血（IDA）。IDA是铁缺乏症（包括ID、IDE和IDA）的最终阶段，表现为缺铁引起的小细胞低色素性贫血及其他异常。IDA是最常见的贫血。其发病率在发展中国家、经济不发达地区及婴幼儿、育龄妇女中明显增高。上海地区人群调查显示：铁缺乏症的年发病率在6个月～2岁婴幼儿为75.0%～82.5%，在妊娠3个月以上妇女为66.7%，在育龄妇女为43.3%，在10岁～17岁青少年为13.2%；以上人群IDA患病率分别为33.8%～45.7%、19.3%、11.4%和9.8%。患铁缺乏症主要和下列因素相关：婴幼儿辅食添加不足、青少年偏食、妇女月经量过多/多次妊娠/哺乳及某些病理因素（如胃大部切除、慢性失血、慢性腹泻、萎缩性胃炎和钩虫感染等）。

陆平[28]报道了硝矾片合异功散加味治疗缺铁性贫血28例，治疗方法：①硝矾片：硝石、绿矾、麦粉等份，另加淀粉适量，压制成片，每片重0.3g（自制中成药）。服法：每日3次，每次5片，饭后服。②煎剂基本方用加味异功散：党参12g，白术9g（或用苍术6g，怀山药12g），茯苓12g，炙甘草6g，陈皮9g，鸡内金6～9g，六神曲12～15g，水煎，每日1剂，早、晚分两次服。辨证加减。治疗结果：治愈7例，缓解7例，好转9例，无效5例，总有效率为82%。

4.2　中性粒细胞减少症

中性粒细胞减少症是由于外周血中中性粒细胞计数低于相应年龄的正常低限，而出现细菌感染风险增加的一组综合征。儿童常见的为急性中性粒细胞减少症，慢性特发性中性粒细胞减少症（chronic idiopathic neutropenia，CIN）相对较为少见。

和婧伟等[29]介绍时毓民分期辨治儿童慢性特发性中性粒细胞减少症的临床经验，认为本病病机以肺脾肾不足、虚实夹杂为主，治疗应重视标本兼顾、分期施治。感染期以祛邪治标为主，用药轻清发散、佐以扶正；稳定期以治本补虚为主，以健脾补肾、补益肺卫及益气补血、活血生血为主要治法，常用异功散、十全大补汤合左归丸加减治疗。

4.3 慢性病贫血

慢性病贫血（anemia of chronic disease，ACD）又被称为炎症性贫血，起病一般较为缓慢，多继发于慢性感染（如结核、肺炎）、慢性炎症性疾病（如类风湿关节炎、炎症性肠病）、肿瘤（如各种癌症、血液系统肿瘤）等，其发病率在各种原因导致的贫血中位居第二，仅次于缺铁性贫血。慢性病贫血的首要治疗原则是治疗原发病，但很多原发病往往难以控制，故而慢性病贫血更加难以纠正，随之带来的是生活质量的下降和生存期的减短。

薛城等[30]观察异功散联合常规西药治疗慢性病贫血的临床疗效。方法：将46例慢性病贫血患者随机分为异功散组（24例）和安慰剂组（22例），两组均根据原发病予以相应的西医常规治疗，异功散组同时加用异功散颗粒剂，安慰剂组同时加用异功散安慰颗粒剂。疗程均为4周，观察中医证候积分、血红蛋白、网织红细胞百分比、铁代谢指标（血清铁、总铁结合力、血清铁蛋白、转铁蛋白饱和度）的变化情况。结果治疗后，异功散组与安慰剂组比较，中医证候明显改善，血红蛋白显著升高（$P<0.05$）；异功散与血红蛋白升高的程度（$\geq 10g/L$）以及中医证候积分变化呈正相关（$P<0.05$）。结论：异功散可以改善慢性病贫血患者的中医证候，提高血红蛋白水平。

（二）儿科中的应用

1.小儿厌食症

小儿厌食症又称消化功能紊乱，是指以小儿（主要是3~6岁）较长期食欲减退或食欲缺乏为主的症状，在小儿时期很常见，主要的症状有呕吐、食欲不振、腹泻、便秘、腹胀、腹痛和便血等。小儿厌食症属中医"疳积"范畴。现代医学认为与小儿胃中酸度及酶活性过低、胃肠功能紊乱有关，祖国医学认为内则由脾胃功能素虚，外则由食养失宜致食欲失节而损伤脾胃，胃不思纳。临床所见以胃阴不足、脾胃虚弱者居多，治疗宜平补气阴，调和胃气。

陈燕华[31]为了观察异功散加味治疗小儿脾胃气虚型厌食的临床疗效，将60例脾胃气虚型厌食患儿随机分成治疗组和对照组各30例。治疗组予异功散加味治疗，药物组成：党参10g，白术10g，茯苓10g，陈皮8g，鸡内金5g，麦芽5g，甘草5g；对照组予葡萄糖酸锌口服液治疗。结果：两组治疗前后体质量、身高、锌变化情况比较，治疗组均优于对照组（$P<0.05$）；两组疗效比较，治疗组优于对照组（$P<0.05$）。结论：异功散加味治疗脾胃气虚型厌食患儿有较好的临床疗效。

杨素梅[32]总结了异功散加味联合刺四缝治疗小儿厌食的疗效。方法：运用异功散加味联合刺四缝治疗小儿厌食患儿30例，中药药物组成：党参10g，白术10g，茯苓10g，陈皮5g，甘草2g，炒薏苡仁10g，姜半夏5g，炒麦芽10g，炒谷芽10g；刺四缝：用三棱针深刺，挤出黄白色黏液即可。结果：治愈22例，显效7例，无效1例，总有效率96.6%。结论：异功散加味联合刺四缝治疗小儿厌食疗效显著。

韩暄等[33]总结了异功散加味联合刺四缝治疗小儿厌食症的临床疗效。运用异功散加味联合刺四缝治疗小儿厌食患儿60例，具体方法：①中药：予方剂异功散加味，药物组成：党参10g，炒谷芽10g，甘草2g，陈皮5g，白术10g，炒麦芽10g，炒薏苡仁10g，姜半夏5g，茯苓10g。随证加减。②刺四缝：用三棱针进行深刺，挤出黄白色黏液便可。结果显示：治愈44例，显效14例，无效2例，总有效率为96.6%。结论：异功散加味联合刺四缝治疗小儿厌食症疗效显著，值得推广。

邹丽萍[34]采用异功散加减治疗脾胃气虚型小儿厌食症，药物组成：人参（切，去顶）、白术、茯苓（去皮）、陈皮（锉）、甘草各等分。用法：上药共研细末；1～3岁，一次2g，一日3次；4～6岁，一次3g，一日3次；7岁以上，一次4g，一日3次。连服两周为1个疗程，临床疗效满意。

王雪霞[35]采用加味异功散治疗小儿厌食症45例取得良好疗效，加味异功散基本组成：太子参10～15g，白术6～10g，茯苓6～10g，陈皮6～10g，砂仁1～3g（后下），炙甘草3～4g，鸡内金3～6g（研末冲服），炒谷芽10g，炒麦芽10～12g。结论：加味异功散治疗小儿厌食症能明显提高食欲和消化吸收率，从而改善症状。

黄家福等[36]采用加味异功散治疗小儿厌食症62例，并与葡萄糖酸锌颗粒、复合维生素B口服治疗62例对照观察，治疗组总有效率95.2%，对照组总有效率74.2%，治疗组疗效优于对照组。加味异功散药物组成：党参10g，白术8g，茯苓10g，陈皮8g，枳壳6g，麦芽8g，谷芽8g，甘草4g，砂仁6g，栀子6g。日1剂，煎制成每袋150mL制剂2袋，少量多次频服。

姚菊红[37]采用异功散加减，以党参30g，白术27g，茯苓27g，陈皮27g，甘草18g为基本方，随证加减，治疗小儿厌食50例取得较好疗效，治愈46例，占92%，好转4例，占8%，总有效率100%。

蔡宏波[38]为了观察加味异功散治疗小儿厌食脾胃气虚证的临床疗效，将60例小儿随机分为两组，治疗组30例以加味异功散（江苏省江阴市天江制药有限公司研制，将太子参、白术、茯苓、陈皮、枳实、苍术、焦三仙、鸡内金、砂仁、甘草等比例混匀，水冲服）治疗，对照组30例以健儿素冲剂治疗，两组疗程均为一个月。结果：治疗组总有效率96.7%，对照组总有效率76.7%，两组总有效率比较，存在显著性差异（$P<0.01$）。结论：加味异功散具有健脾理气、消食和胃之功，治疗小儿厌食脾胃气虚证疗效可靠。

东野长新[39]运用异功散加味治疗小儿厌食症40例，取得较好的疗效。药物组成：党参6g，白术6g，茯苓6g，陈皮6g，砂仁4g，鸡内金6g，甘草2g。治疗结果：40例中，痊愈27例，好转12例，无效1例，有效率为97.5%。

郭明玉等[40]采用异功散加味配合自拟的四神食疗方治疗小儿疳症235例，治疗组采用异功散加味及自拟的四神食疗方治疗，基本方：党参15g，茯苓、白术各12g，陈皮、使君子、槟榔、川楝子各10g，炒山楂肉、麦芽、谷芽各18g，甘草3g。对照组口服葡萄糖锌片、胃蛋白酶合剂。治疗组235例，总有效率96.2%，对照组163例，总有效率68.7%，治疗组疗效优于对照组。郭明玉等[41]采用异功散加味，配合自拟的四神食疗方治疗小儿厌食症368例，并进行对比研究。治疗组用异功散加味：党参15g，茯苓、白术各12g，陈皮、使君子、槟榔、川楝子各10g，山楂肉、麦芽、谷芽各18g，甘草3g，对照组口服葡萄糖锌片。治疗组368例中，痊愈295例，占80.2%；显效40例，占13.3%；有效16例，占4.3%；无效8例，占2.2%。总有效率为97.8%。对照组282例中，痊愈75例，占26.6%；显效62例，占22.0%；有效52例，占18.4%；无效93例，占33%。总有效率为67.0%。两组疗效经统计学处理，有显著差异

（$P<0.01$）。

姚广智[42]自拟异功散加味治疗小儿厌食症45例，未加用任何西药，取得了满意效果。药物组成：党参10～12g，炒白术6～10g，陈皮2～3g，怀山药6～12g，炙鸡内金5～6g，乌枣（梅）3～5g，茯苓6～10g，甘草2.5～3g。总有效率91.2%。

姜鹏九[43]运用健脾益气和胃的异功散加味，配合针刺疗法治疗疳证64例，疗效较为满意。口服中药，方药组成：党参6～10g，焦白术4～6g，云苓4～6g，陈皮2～6g，焦山楂6～10g，炙甘草2～6g，神曲5～10g，蟾制五谷虫粉8～10g，炙鸡内金末1～5g；针刺法，取穴一组为四缝、天枢、脾俞、商丘，二组为足三里、下脘、胃俞、内关。总有效率96.8%，显效率85.9%。

王增春等[44]应用加味异功散治疗血锌正常的小儿厌食症32例，显效20例（62.5%），有效6例（18.75%），无效6例。总有效率81.3%，总体疗效比较满意。加味异功散由党参、白术、茯苓、甘草、陈皮、草豆蔻、麦芽、神曲8味中药组成。

李晨[45]介绍肖淑琴从肝脾论治儿童神经性厌食经验，认为儿童神经性厌食病位主要在肝、脾，病机关键为肝郁气滞、脾胃失调，治疗上强调健脾疏肝、理气助运，予异功散合芍药甘草汤加味。

2.小儿腹泻

小儿腹泻，是多病原、多因素引起的以腹泻为主的一组疾病。主要特点为大便次数增多和性状改变，可伴有发热、呕吐、腹痛等症状及不同程度水电解质、酸碱平衡紊乱。病原可由病毒（主要为人类轮状病毒及其他肠道病毒）、细菌（致病性大肠杆菌、产毒性大肠杆菌、出血性大肠杆菌、侵袭性大肠杆菌以及鼠伤寒沙门氏菌、空肠弯曲菌、耶氏菌、金葡菌等）、寄生虫、真菌等引起。肠道外感染、滥用抗生素所致的肠道菌群紊乱、过敏、喂养不当及气候因素也可致病。小儿腹泻是2岁以下婴幼儿的常见病。

杨柳等[46]采用加味异功散治疗小儿脾虚泄泻55例，取得满意的疗效。治疗组以行气健脾为主要治疗法则，口服加味异功散颗粒（黑龙江中医药大学附属医院），基本方：人参、白术、茯苓、炙甘草、陈皮、木香、砂仁；对照组口服参苓白术散。治疗组30例，总有效率93.3%，对照组25例，总有效率92%，两组总有效率经卡方检验，X^2=0.035，$P>0.05$，差异性无显著意义，表明两组药物在治疗小儿脾虚型泄泻时无显著差别，同样有效。

张在义[47]用五味异功散加味治疗小儿慢性腹泻52例疗效显著。五味异功散加味组方：党参、焦三仙、苍术、煨葛根、炒白术、茯苓、炙甘草各8g，陈皮6g，炒扁豆、炒山药各10g。此用量适用1周岁儿童，根据年龄差异可调整剂量。治疗结果：显效38例，占73%，有效14例，占27%，治愈率100%，最多服15剂，最少服6剂。

马一帆[48]采用异功散加味治疗婴儿慢性腹泻56例，组方：党参3～6g，白术3～6g，茯苓6g，陈皮3g，炙甘草1.5g，诃子3～5g，炮姜3～5g，肉豆蔻3～5g，五味子1.5～3g，并选择22例服用思密达及肠复康作对照。治疗组56例中显效48例（85.7%），有效6例（10.7%），无效2例（3.6%），总有效率96.4%。对照组显效4例（18.2%），有效4例（18.2%），无效14例（63.6%）。两组经统计学处理，差异具有高度显著性（χ^2=29.47，$P<0.01$）。

屠徐飞等[49]观察加味异功散联合常规疗法治疗小儿抗生素相关性腹泻（AAD）的临床疗效。方法：将108例脾胃虚寒证患儿随机分为对照组和观察组各54例。两组均给予防止水电解质与酸碱平衡紊乱、营养支持等措施，并服用双歧杆菌三联活菌散、蒙脱石散、匹多莫德颗粒剂，观察组予加味异功散内服。两组疗程均为7天。治疗前后评定中医证候评分，每天记录患儿的大便次数及形状，记录大便次数≤3次的时间和大便成形时间；统计治疗结束后7天内，病情好转的患儿腹泻症状再次加重的情况，计算复发率。结果：治疗后，观察组疾病疗效和中医证候疗效均优于对照组（P<0.05）。两组大便次数评分、大便形状评分、证候积分与治疗前比较均下降（P<0.01）；观察组大便次数评分、大便形状评分、证候积分均低于对照组（P<0.01）。观察组大便次数≤3次的时间和大便成形时间均较对照组加快（P<0.01）。治疗结束后7天内，观察组复发率为7.84%，对照组复发率为23.81%，两组复发率比较，差异有统计学意义（P<0.05）。结论：加味异功散联合常规疗法治疗AAD脾胃虚寒证患儿，能有效减轻症状，缩短病程，降低复发率，临床疗效确切。

3.小儿便秘

小儿便秘是因排便规律改变所致，指排便次数明显减少，大便干燥、坚硬，秘结不通，排便时间间隔较久（>2天），无规律，或虽有便意但排不出大便。小儿便秘可以分为功能性便秘和器质性便秘两大类。

马榕花[50]采用异功散加味治疗儿童功能性便秘40例，取得较好的疗效，治疗组口服异功散加味，基本方：党参15g，白术10g，茯苓10g，甘草3g，陈皮6g，麦芽15g，鸡内金

3g（研冲），槟榔12g，积实6g，火麻仁10g，麦冬10g；对照组口服液体石蜡油。治疗组40例，总有效率87.5%，对照组30例，总有效率50%，治疗组疗效优于对照组。现代药理研究证实，四君子汤对胃肠运动具有调节并维持其正常功能的作用。黄芪、白术对肠管平滑肌有兴奋作用，可改善肠管平滑肌的血循环，厚朴、枳实能兴奋胃肠平滑肌使蠕动增强，槟榔所含槟榔碱，能兴奋胆碱受体，增加肠蠕动。

4.其他

姜润林[51]以扶土抑木、缓肝理脾为法，方用钩藤异功散加减治疗抽动秽语综合征，药物组成：太子参、茯苓、茯神、白术、白芍、炙甘草、钩藤、陈皮、半夏、麦芽、全蝎、生姜、大枣，取得较好疗效。常克教授在"五脏静法"中应用由异功散和四物汤二方加味而成的静脾汤治疗多发性抽搐症[52]。

张泓[53]观察了异功散治疗喂养困难的足月小样儿的临床疗效。方法：将符合喂养困难诊断的足月小样儿（出生体重1.8～2.3kg）62例随机分为观察组31例、对照组31例，对照组按照诊疗常规，喂养困难期间，给予少量多次喂养，同时给予肠外营养支持；观察组在对照组治疗的基础上，加用异功散内服，疗程2周，异功散成分：人参、炙甘草、茯苓、白术、陈皮各等分。分别观察两组治疗前后奶量增加的情况，以及达到完全胃肠内营养的时间。结果：观察组与对照组比较，达到完全胃肠内营养的时间有明显差异（P<0.05）；观察组与对照组比较，每日增加的奶量明显较多（P<0.05）。结论：异功散能促进胃肠功能的成熟，增强患儿的消化能力，增加纳奶量，能有效解决足月小样儿的喂养困难问题，减少了达到完全

胃肠内喂养的时间。张泓[54]观察了异功散治疗极低出生体重的早产儿喂养不耐受的疗效，方法：将符合喂养不耐受诊断的极低出生体重的早产儿（胎龄均为29～32周）142例随机分为治疗组71例、对照组71例，对照组按照《早产儿管理指南》规范诊疗，喂养不耐受治疗期间，每次喂奶前予非营养性吸吮10分钟，必要时予多潘立酮混悬液治疗；治疗组予对照组相应治疗，并联合应用异功散内服，疗程共两周。异功散成分：人参、炙甘草、茯苓、白术、陈皮各等分，内服，分别观察两组病例喂养不耐受治疗前后奶量增加情况，观察患儿住院期间达到完全胃肠道喂养的时间以及喂养不耐受持续的时间。结果：治疗组喂养不耐受平均持续时间、达到完全胃肠道喂养平均日龄均较对照组明显缩短（$P<0.05$）；治疗组平均每日增加奶量较对照组明显增多（$P<0.05$）。结论：异功散能有效治疗早产儿喂养不耐受，促进胃肠功能的成熟，提高患儿消化能力，亦增加奶量，缩短达到完全胃肠喂养的时间。

张杰臣[55]总结了异功散加减辨证治疗小儿低热的疗效，对108例经抗生素及西医解热药物等对症治疗效果不明显的低热患者采用异功散加减进行辨证治疗。基本方：太子参9g，白术12g，茯苓12g，木香12g，陈皮10g，甘草6g，随证加减。结果：108例患者经治疗后全部退热，其中，服药后2～3天退热54例，占50%，5天以内退热92例，占85%，7天以内退热98例，占90.7%，退热时间最短2天，最长14天。结论：异功散加减治疗小儿低热能从根本上调理机体的气血阴阳。

黄晓萍[56]结合数十年治疗实践，列举了异功散在儿科临床应用中的典型病例，包括：小儿多涎（处方：太子参6g，白术6g，茯苓10g，陈皮5g，甘草2g，砂仁3g），呼吸道感染后期喉中痰鸣久治不愈〔处方：党参10g，白术（炒）6g，陈皮6g，法半夏5g，川贝（冲兑服）3g，甘草2g〕、慢性腹泻〔用异功散加味：党参12g，白术（炒）10g，茯苓15g，陈皮8g，山药10g，扁豆（炒）10g，焦山楂10g，二芽（炒）各10g，甘草2g〕、厌食症（处方：太子参10g，白术6g，茯苓10g，甘草2g，山药10g，砂仁3g，鸡内金6g，神曲10g）。在临床上灵活运用异功散，治疗小儿疾病，屡获良效。

王印川[57]认为，异功散虽然为小儿消化不良、脾胃气虚气滞而设，但是在健脾和胃利气的基础上，治疗小儿杂证，每获良效。他采用异功散加减方治疗小儿痰喘（药用党参、白术、陈皮各6g，茯苓、麻黄、紫苏子、半夏、杏仁、黄芩、桑白皮、瓜蒌、山楂、神曲各4g，鸡内金、甘草各2g，3剂，水煎服），皮肤过敏性丘疹（药用白鲜皮、陈皮、地肤子、蛇床子、党参、白术、茯苓、神曲各6g，炙甘草、赤芍、丹皮、莪术、山楂各4g，共进6剂，煎服），癫痫（药用党参、白术、陈皮各6g，茯苓、半夏、竹茹、瓜蒌、枳壳、地龙、赤芍各4g，胆南星、僵蚕、珍珠母各5g，红花、甘草各2g，水煎服）等均获得良好效果。

孙晓洁等[58]报道了采用五味异功散加减治疗小儿流涎的临床经验，疗效颇佳。五味异功散加减组方：党参9g，白术、五味子、芡实各5g，山药、白果、陈皮、麦冬各4g，茯苓8g，乌梅10g，随证加减。

张丽霞[59]运用异功散治疗小儿感染后脾虚综合征38例，治疗组以异功散治疗，药用人参、茯苓、白术、甘草、陈皮；对照组以健胃消食片治疗。结果：治愈30例，有效6例，无效2例，总有效率为94.74%，优于健胃消食片治疗组

（$P<0.05$），提示异功散治疗小儿急性或亚急性呼吸道感染后脾虚综合征，疗效明显优于对照组，说明个体用药、随证加减能够获得更好的疗效，且汤剂较片剂药力更强，发挥作用更快。

洪鸾[60]等在临床上广泛采用异功散治疗儿科多种疾患，颇收良效，包括小儿低热（党参9g，白术9g，茯苓9g，甘草6g，陈皮9g，山药9g），小儿泄泻（异功散加味：党参9g，白术9g，茯苓9g，甘草6g，陈皮9g，薏苡仁9g，白扁豆9g），小儿咳喘（异功散加味：党参9g，白术9g，茯苓9g，甘草6g，陈皮9g，半夏9g，杏仁9g），小儿遗尿（异功散加味：党参9g，白术9g，茯苓9g，甘草6g，陈皮9g，益智仁9g，山药9g），小儿厌食症（异功散加味：党参9g，白术9g，茯苓9g，甘草6g，陈皮9g，白扁豆9g，砂仁6g）。

夏绩恩[61]采用五味异功散加味：黄芪15g，党参、茯苓、炒白术、粉葛、麻黄根各9g，炒麦芽、炒谷芽、陈皮各7g，炙甘草5g，治疗6岁小儿盗汗1例，时作时息已逾一年，药尽羞除，至今未复作。

（三）妇科中的应用

妊娠于28周前终止者称为流产。如在妊娠12周前自然终止者称早期流产，在妊娠13～27周自然终止者为晚期流产。对不同地区、不同阶层及不同年龄孕妇的统计，自然流产的发生率在15%～40%，发生在妊娠16周以前约75%，发生于妊娠12周前占62%。流产从开始发展到终结经历了一系列过程，根据其不同阶段，可给予不同的诊断名称，分别为：先兆流产、难免流产、不全流产、完全流产、过期流产。

先兆流产指妊娠28周前，先出现少量的阴道流血，继而出现阵发性下腹痛或腰痛，盆腔检查宫口未开，胎膜完整，无妊娠物排出，子宫大小与孕周相符。如症状加重，可能发展为难免流产。先兆流产属于中医胎漏、胎动不安范畴，发生率约20%～25%，并有逐年增加趋势，该病给患者带来巨大的身心痛苦，影响家庭和睦。

朱鸿秋[62]等对102例多囊卵巢综合征（PCOS）合并先兆流产中医证型及治疗进行了分析总结。通过回顾性分析102例PCOS合并先兆流产患者的住院病历，初步总结PCOS合并先兆流产的中医证型分布及中药运用特征，为临床早期保胎治疗提供参考依据。方法：通过对成都中医药大学附属医院妇科2013年1月至2015年6月期间102例PCOS合并先兆流产住院患者的病例进行回顾性分析，建立相应数据库，采用Excel软件和SPSS17.0统计软件，运用频数分析、聚类分析等统计学方法，研究PCOS合并先兆流产中医辨证分型的分布及中药运用的特点。结果：PCOS合并先兆流产患者中，中医辨证分型以脾肾两虚型为主；采用寿胎异功散加减，同时配合西药治疗PCOS合并先兆流产疗效显著。

孙红梅[63]等报道了补肾健脾法治疗先兆流产体会，对早期先兆流产的患者采用补肾健脾法治疗收效满意。临床上对胎漏、胎动不安的患者以补肾健脾为大法，结合西药黄体酮，以寿胎丸、异功散为基础方加减：对孕早期阴道不时下血、色浅淡加棕榈炭、仙鹤草、地榆炭、苎麻根、煅龙骨等止血安胎；腰酸痛加杜仲、鹿角霜补肾安胎；小腹下坠加太子参、炙黄芪、升麻等益气安胎；头晕、精神萎靡加炒白术、熟地黄、砂仁、白芍、制首乌等健脾养血安胎；对于复发性流产的患者，往往有紧张、焦虑心理，加百合安神定志，以降低精神因素对保胎治疗的不良影响，大多患者都能病去胎安。

（四）外科中的应用

1.痤疮

痤疮是因毛囊皮脂腺慢性炎症引起的内分泌系统疾病，是毛囊皮脂腺单位的一种慢性炎症性皮肤病，临床表现以好发于面部的粉刺、丘疹、脓疱、结节等多形性皮损为特点，多见于青少年男女的面部、胸部及背部等。现代医学多采用抗生素、雌激素或抗雄激素、维甲酸类等药物治疗。中医学称之为"肺风粉刺""酒刺""粉刺"等，多认为是因肺经郁热，熏蒸颜面，或恣食膏粱厚味，脾胃蕴热所致，从肺、从热论治，用清肺泄胃、解毒、燥湿、疏风、凉血等法。

成都中医药大学岳仁宋教授对痤疮的治疗有其独特的经验，认为痤疮消除较易，防止其复发则较难，主张从脾论治，选用异功散加减，临床疗效显著。杨彩虹[64]等总结了岳仁宋教授从脾论治痤疮经验，认为痤疮之根在脾胃，痤疮之标在肺，痤疮之助在肝，并举验案加以说明。文某，女，27岁，2011年10月16日初诊。病史：近年来面部反复出现痤疮，曾以中、西药治疗，无明显好转。岳教授根据患者的临床表现和病程分期治疗。首诊局部表现为丘疹、脓疱色红、质硬，故用异功散加桑白皮、黄芩、白花蛇舌草、连翘以健脾培土、清热解毒、化痰散结，药后效果显著。二诊守前方去黄芩、白花蛇舌草，加山药加强健脾，皂角刺、生山楂以活血散结。三诊痤疮基本消退，遗有暗红色色素沉着，以异功散加薏苡仁、浙贝母、牡丹皮、川芎、鸡血藤以加强软坚散结、活血通络之力。四诊痤疮全消，未见新发，仍以异功散为主，将党参加量至30g，以培土固本，防其复发。如此治疗取得满意疗效。

岳教授根据痤疮的局部表现和病程分为两期治疗：早期痤疮初起或新发之时，局部表现为囊肿或脓疱、色红或白、质硬者，加清热解毒、化痰散结排脓之品，如连翘、白花蛇舌草、桑白皮、薏苡仁、浙贝母等；后期脓已透发或痤疮日久，形成紫黯结节或瘢痕之时，则加软坚散结、活血通络化瘀之品，如浙贝母、皂角刺、夏枯草、鸡血藤、牡丹皮等。

2.斑秃

斑秃是皮肤科常见病，俗称鬼剃头，指头皮毛发骤然发生的局限性斑状秃发，是一种非瘢痕性脱发，常发生于身体有毛发的部位，局部皮肤正常，无自觉症状。中医称之为"油风"，其病因头发突然脱落，头皮光亮而闻名。其重者头发可全部脱落，称之为全秃；最重者全身毛发均可脱落，称之为普秃。

郑志广[65]从调和五脏的角度治疗斑秃获良效。共分四型。肝肾亏虚型治以验方生发饮加减，脾肺气虚型治以玉屏风散合异功散加减，瘀血阻络型治以通窍活血汤加减，肝气郁结型治以逍遥散加减。同时，外用当归辣椒酊。对于脾肺气虚型斑秃或者普秃，采用玉屏风散合异功散加减：党参20g，黄芪20g，白术10g，防风10g，云苓15g，炙甘草10g，陈皮6g，川芎10g，首乌20g，山药30g，沙苑子15g。

马建国[66]等报道了异功散加味治疗斑秃50例疗效。自1992年至1997年，采用异功散治疗斑秃50例，取得较为满意的效果。本组50例病例中，男32例，女18例；年龄15～40岁45例，41岁以上5例；学生10例，工人29例，农民3例，其他人员

8例；病程最短1个月，最长8个月。临床表现：50例病人中，多数起病突然，无意中发现头发脱落，呈圆形或不规则形，小如指甲，大如钱币或更大，数目不等，头皮光滑而亮；有4例病人出现头发全部脱落，有2例病人出现眉毛、胡须脱落。治疗基本方：黄芪45g，陈皮6g，甘草9g，党参15g，白术12g，茯苓12g，随证加减。治疗结果，治愈41例，好转5例，无效4例，总有效率92%。

李宝泉[67]报道了异功散加味治疗口服氯霉素引起过敏致全身毛发脱落1例。患者李某，男，38岁，农民，于1985年8月15日因左下腹突然绞痛呈阵发性加剧并频繁腹泻，里急后重，畏寒发热，排出物为红色胶水样便，口服氯霉素片0.25g/4次/日，引发过敏。继而数日后出现少量眉毛脱落，头发变黄呈圆形脱落等症状，不到一个月全身毛发（头发、阴毛、眉毛、腋毛）全部脱光。患者全身毛发已脱净光两年未长，但对脱发治疗要求迫切，多方求医未见效，身体日渐虚弱。药用黄芪30g，炙甘草6g，人参10g，茯苓10g，白术10g，陈皮10g，水煎服，每日1剂，连服6剂。同时配用生姜擦患处，以辛散发表，助于生发。药后虚症好转，头皮茸毛新生有刺手感。一月后头皮渐渐长出如常，眉毛、阴毛、腋毛也随之长出。

3.湿疹

湿疹是临床上一种常见的过敏性、炎症性皮肤病。历代医家多认为是由心火或脾湿兼外感风邪，即风湿热客于皮肤肌腠及血虚风燥所致。治疗常以清热、祛湿、养血、消风为大法。

郭丽红[68]等报道了陈明岭教授运用异功散治疗皮肤病验案，采用异功散加减治疗皮肤科多种疾病，包括慢性湿疹和慢性唇炎，取得良好疗效。慢性湿疹病案：罗某，女，32岁，职员。2015年12月8日因全身反复泛发丘疹、水疱伴瘙痒7年，复发加重一个月就诊。治疗采用异功散合马齿苋汤加减，方药：南沙参20g，茯苓20g，生白术15g，陈皮15g，马齿苋15g，黄芩10g，野菊花10g，石膏20g，知母15g，地肤子20g，白鲜皮15g，生甘草3g。15剂。每日1剂，水煎400mL，分3次饭后半小时温服。前后用药一个半月左右，临床基本痊愈，随访两年未复发。

杨武民[69]认为本病虽与风湿热之邪有关，但究其病因病机是由邪郁三焦，三焦气化失司，外发皮表肌腠而成。故治疗常从"郁"着手，据此辨证分型，立法处方，常收到较好疗效。其认为气虚湿郁型湿疹多为慢性湿疹，肤色黯淡，渗水质清，皮损粗糙，肥厚脱屑，瘙痒难忍，反复发作，体倦乏力，舌淡苔白，脉沉缓。治宜益气温通，祛湿解郁，方用异功散加桂枝、补骨脂、淫羊藿等治疗。

4.荨麻疹

荨麻疹俗称风疹块，是由于皮肤、黏膜小血管扩张及渗透性增加而出现的一种局限性水肿反应，通常在2~24小时内消退，但反复发生新的皮疹，病程迁延数日至数月。临床上较为常见。荨麻疹是一种常见的变态反应性皮肤病，中医称为"瘾疹"，俗称"风疹块"等，可分为急性荨麻疹和慢性荨麻疹，疾病于短期内痊愈者称为急性荨麻疹，若反复发作达每周至少2次并连续6周以上者称为慢性荨麻疹。荨麻疹病因复杂，约3/4的患者不能找到原因，尤其是慢性荨麻疹。西医认为本病的发病机制主要为组胺、炎性介质等引起的过敏反应，且与自身免疫有密切关系，治疗上主要采用抗组胺药物，甚至是环孢素等免疫抑制剂，但疗效欠佳。

王玎[70]报道了陈明岭教授运用异功散联合玉屏风散加减治疗慢性荨麻疹的临床经验，在临床上取得了较好的疗效。玉屏风散出自《丹溪心法》，由黄芪、防风、白术三味药组成，是中医扶正固表的经典方剂，正对表虚卫外不顾的病因病机。若荨麻疹反复发作，缠绵不愈，迁延数月甚至更久，久病则耗伤气血，气血失调，气虚则进一步引起卫外不固，血虚则风从内生，肌肤失养，疹从内发。脾为后天之本，为气血生化之源，而在四君子汤健脾补气的基础上加上一味陈皮组成异功散则使得补而不滞，本方将党参改为太子参，加强生津润肺之功，暗合"肺主皮毛"。现代药理研究表明，玉屏风颗粒能明显提高人体免疫功能，主药黄芪中的类黄酮能提高淋巴细胞数，提高LAK的活性，调节人体免疫功能；防风可抑制小鼠迟发性变态反应，提高巨噬细胞吞噬功能，抑制超敏反应，从而达到抗炎、抗过敏的作用。还有研究发现异功散加黄芪等药物对脾虚的免疫功能中、短期具有良好的双向调节作用，且较异功散原方的作用更温和。综上所述，玉屏风散与异功散联合使用可有效改善慢性荨麻疹患者体质，防止复发，临床在此基础上适当加用药物治疗慢性荨麻疹往往取得良效。如加用地肤子、白鲜皮一类具有疏风止痒之功的药物以对症治疗。余倩颖[71]总结陈明岭教授辨治慢性荨麻疹经验，脾虚湿蕴证则合用五味异功散，常用药物为：忍冬藤30g，连翘15g，牡丹皮15g，川射干10g，龙骨30g，紫荆皮20g，生地黄15g，太子参15g，茯苓20g，白术15g，生甘草6g，陈皮15g。

宋玮等[72]治疗荨麻疹血虚化燥证，治以补益气血、补虚止痒，以圣愈汤合异功散加减有良效。

二、异功散加味方的临床应用

（一）归芍异功散

归芍异功散系异功散加当归、白芍而成，是治疗肝木失养、脾气虚弱的方剂之一。

余知影[73]等总结了国医大师、广西中医药大学班秀文教授论治妊娠病的临床经验。班教授运用六经辨证理论阐述妊娠疾病的病变，提出妊娠病的发生主要以气血亏虚、冲任不固、肝脾肾功能失调为主，主张应用补气养血、固肾安胎、调和肝脾法治之，常用处方有寿胎丸、四物汤、安胎防漏汤、当归芍药散、归芍异功散等。临症用药顾整体、祛邪不伤正、补益不滞邪，同时注重调养与防治相结合，形成以经典理论为基础、独特诊疗为特点、极具临床疗效的学术特色。

程立秀[74]等报道了采用归芍异功散加减治疗慢性迁延性肝炎70例。本组70例，男性46例，女性24例，年龄最小者9岁，最大者73岁。方药组成：党参、白术、当归、白芍、茯苓、柴胡、虎杖、垂盆草、陈皮、甘草，随证加减治疗。治疗结果：临床治愈52例（74.3%），显效11例（15.7%），好转5例（7.2%），无效2例（2.9%），总有效率97.1%，平均治疗时间43.6天。

史志宏[75]报道了采用归芍异功散治疗小儿腹泻98例。本组观察98例，其中：男35例，女63例，月龄最大13个月，最小21天。治疗方药：归芍异功散由党参、当归、白芍各4g，炒白术、茯苓各6g，诃子5g，陈皮3g，厚朴、炙甘草各2g组成。水煎，日服1剂，分4次频服。治疗结果：治愈69例，有效26例，无效3例。总有效率96.9%。

（二）柴芍异功散

周祖琴[76]等总结了谢萍教授采用疏肝健脾法治疗高催乳素血症经验。高催乳素血症以血清催乳素升高（>1.14nmol/L）为特征，临床表现为月经稀发，甚至闭经，有或无乳房溢乳，不孕，头痛眼花及视觉障碍，性功能改变等，属中医学"月经过少""月经后期""不孕""闭经""乳泣"等范畴。西医治疗该病的方法及药物有限，且西药（以甲磺酸溴隐亭为主）治疗该病不良反应大，停药后易于复发，临床甚为棘手。延及中医，该病所属范围广，可多法多方治疗，经众多中医临床家探索，中医药治疗该病有效者屡现。谢萍教授临床30余年，采用纯中医药治疗该病显效者众。主要方药有小柴胡汤、一贯煎、柴芍异功散等。其中，柴芍异功散主要药物有柴胡、白芍、陈皮、党参、白术、茯苓、炙甘草等，主要适应证为情志不舒，面色萎黄，食少体倦，大便不成形，舌淡苔白，脉虚弱。方中四君子汤为补气健脾之基本方，加入白芍益阴柔肝，柴胡疏肝理气，陈皮化痰利湿使脾运健，肝脾同调，补泻同施。

张件云[77]报道了柴芍异功散为主分型辨治慢性浅表性胃炎224例的临床总结，观察柴芍异功散为主分型辨证治疗慢性浅表性胃炎的临床疗效。方法：两组428例，治疗组224例采用柴芍异功散加味辨证施治，柴芍异功散基础方：北柴胡10g，白芍12g，太子参10g，白术15g，茯苓15g，法半夏10g，甘草5g，随证加减；对照组204例采用奥美拉唑、阿莫西林治疗，两组疗程均为8周。结果：治疗组总有效率为98.2%，对照组总有效率为70.6%，两组比较，$P<0.01$。结论：柴芍异功散为主分型辨证治疗慢性浅表性胃炎有显著疗效。

张维友[78]等报道了柴芍异功散加味治疗慢性腹泻型肠易激综合征疗效观察，共100例，均为门诊患者，符合《内科疾病诊断标准》相关标准，男52例，女48例，中医诊断为泄泻，辨证属肝郁脾虚夹湿。100例随机分为治疗组58例和对照组42例。治疗组：用柴芍异功散加味。药用党参30g，茯苓20g，白术10g，柴胡5g，白芍20g，陈皮15g，防风（土水炒）12g，青木香10g，葛根（煨）15g，砂仁5g，炙甘草10g。每日1剂，水煎取汁约600mL，分早晚2次服。对照组：用维溴胺50mg，日3次；洛哌丁胺2mg，日3～4次，口服。根据大便次数调整用药，腹痛明显加颠茄片10mg。两组均以10天为一个疗程。治疗结果：治疗组治愈44例（75.86%），好转11例（18.97%），无效3例（5.17%），总有效率94.83%；对照组治愈21例（50.00%），好转13例（30.95%），无效8例（19.05%），总有效率80.95%。两组治愈率比较有非常显著性差异（χ^2=8.23，$P<0.01$），两组总有效率比较有显著性差异（χ^2=4.79，$P<0.05$），治疗组疗效优于对照组。

（三）柴枳异功散

慢性胃炎在内科疾病中发病广泛，根据统计，在整个人群中发病率约占60%。慢性浅表性胃炎迁延日久，进一步发展，可出现胃黏膜异型增生、肠上皮化生，而异型增生、肠上皮化生是胃黏膜的癌前期病变，进而易导致胃癌。

赵克学[79]运用柴枳异功散治疗慢性胃炎30例，取得一定疗效。临床共60例，均为医院门诊患者，均经电子胃镜检查确诊为慢性胃炎。随机分为治疗组和对照组，各30例。治疗组采用柴枳异功散加减，药用醋炒柴胡10g，麸炒枳壳10g，炒党参10g，炒白术10g，白茯苓10g，炒陈皮10g，广郁金10g，炙甘草3g，随证加减，若嘈杂加吴茱萸1.5g，黄连3g；反酸明显，加煅乌贼骨30g，白及10g；胃黏膜萎缩，加仙鹤草30g，炒薏苡仁30g；血瘀加降香5g，蒲黄10g；胃脘虚寒，畏冷喜暖敷，加桂枝3g，良姜5g；湿热加黄连3g，黄芩10g；湿浊明显加苍术10g，厚朴5g；大便干结，加炒莱菔子20g，炒决明子20g；糜烂加三七5g，蒲公英30g，胆汁反流加竹茹20g，代赭石20g（先煎）。上方每日1剂，水煎分2次温服。对照组给予口服奥美拉唑胶囊（常州四药制药有限公司生产）10mg，2次/日；多潘立酮片（西安杨森制药有限公司生产）10mg，3次/日，饭前30分钟服。治疗结果：治疗组临床疗效总有效率90%，其中临床治愈8例，显效11例，有效8例，无效3例；对照组临床疗效总有效率76.7%，其中临床治愈5例，显效9例，有效9例，无效7例（$P<0.05$）。治疗组临床症状疗效总有效率93.3%，其中显效15例，有效13例，无效2例；对照组临床症状疗效总有效率70%，其中显效8例，有效13例，无效9例（$P<0.01$）。

（四）消溃异功散

肠上皮化生（intestinalmetaplasia，IM）简称"肠化生"，是指病变区胃黏膜上皮被肠型腺上皮替代，出现吸收细胞、杯状细胞及潘氏细胞。本病常见于慢性胃炎，尤其是慢性萎缩性胃炎，被认为是癌前病变。雷胜举[80]等报道了消溃异功散治疗肠上皮化生的疗效观察，采用自拟消溃异功散治疗肠上皮化生35例，疗效尚可。70例按照随机原则分为两组，治疗组采用自拟消溃异功散（党参15g，白术10g，茯苓12g，蚕沙10g，陈皮10g，黄连10g，白及15g，丹参15g，黄芪15g），每日1剂，水煎分2次服。对照组口服胃复春片［由菱角三七（香茶菜）、枳壳等药物组成］，每次4片，每日3次。两组均治疗3

个月为一个疗程，一个疗程后，复查胃镜及病理活检，并统计疗效。治疗期间停服可能影响疗效的其他药物。治疗结果：治疗组总有效率74.29%，对照组总有效率51.43%（*P*<0.01）。

三、异功散合方治疗

（一）玉屏风散与异功散合方

玉屏风散出自元代朱震亨的《丹溪心法》，是中医的经典名方。多数医家认为其因有益气固表、屏障风邪之功而得名，也有医家认为其因防风之别名谓"屏风"而得名。玉屏风散由黄芪、白术、防风三味中药组成，方中黄芪益气固表止汗为君；白术补气健脾为臣；佐以防风走表而散风邪，合黄芪、白术以益气祛邪。

刘玉玲[81]等总结了汪受传教授运用经典名方玉屏风散的经验，介绍了玉屏风散合异功散加减用于久咳肺脾气虚证的临床经验。一般将咳嗽症状持续4周以上的咳嗽称为慢性咳嗽，中医简称"久咳"。其病因复杂，目前认为该病形成大多与新咳失治、用药不当、体质虚弱及调护失当等因素有关，且多出现在"百日咳""百日咳综合征""慢性咽炎""慢性支气管炎""迁延性肺炎""哮喘"等疾病中。环境污染加重，雾霾天气增多，更加剧了本病的发生。当以健脾益气、补肺固表为法。汪教授常选用玉屏风散合异功散加减，药用炙黄芪、白术、防风、茯苓、太子参、陈皮、百部、远志等。其中黄芪为君，与白术共用益气固表，防风御风祛邪；茯苓、太子参健脾益气；百部、远志、陈皮化痰止咳。若肌肤不温者，加川桂枝、白芍、炙甘草；汗多者，加煅龙骨、煅牡蛎；痰多清稀者，加法半夏、白前；干咳无痰者，加南沙参、百合、炙乌梅；食欲不振者，加焦山楂、焦神曲、炒谷芽。

（二）寿胎丸与异功散合方

寿胎丸与异功散合方又称寿胎异功散。寿胎丸出自张锡纯所著《医学衷中参西录》，由菟丝子、桑寄生、续断、阿胶四味药组成，为固肾安胎之良方，原方主治滑胎及防治流产。方中重用菟丝子为君，入肝、脾、肾经，补肝肾益精髓；桑寄生补肝肾，养血安胎，川续断补肝肾，止血安胎，相须为用为臣；阿胶为佐使，滋阴补肾，安胎。本方药简效强，临床已广泛用于治疗其他妇科疾病。异功散出自《小儿药证直诀》，原治小儿食欲不振。由四君子汤加陈皮组成，方中人参为君（临床常用南沙参代替），甘温补气，健脾养胃；臣以白术，燥湿健脾，加强助运之功；茯苓为佐，渗湿健脾；使以甘草，益气和中；加入一味陈皮，补而不滞，健脾之效更强。寿胎丸、异功散合用，共补先天及后天，曾倩用于治疗脾肾两亏的胎动不安、月经后期、痛经等疾病，经临床验证，疗效确切。

袁静[83]等报道了曾倩主任医师以寿胎丸合异功散组成寿胎异功散，临床辨证加减用于治疗妇科杂病，如胎动不安（处方：续断20g，桑寄生15g，菟丝子20g，南沙参30g，茯苓10g，白术10g，陈皮10g，海螵蛸20g，仙鹤草30g，茜草10g。4剂，每天1剂，水煎服），月经后期（寿胎异功四物汤加减，以补肾健脾、养血调经。处方：川续断20g，桑寄生15g，菟丝子20g，南沙参30g，茯苓15g，白术10g，陈皮10g，鸡血藤15g，益母草15g，熟地黄10g，当归10g，川芎10g，白芍15g。7剂，2天1剂，水煎服），痛经（处方：川续断20g，桑寄生15g，菟丝子20g，南沙参30g，茯苓15g，白术10g，陈皮10g，炮姜10g，艾叶10g，蒲黄（包煎）10g，醋香附10g，五灵脂10g，醋延胡索15g，醋柴胡10g，酒白芍15g。4剂，每天1剂，水煎服）等属于脾肾两虚者，症虽各异，但病机相同者，即异病同治，并列举验案3则，收效较佳。

缪醇[84]等介绍了曾倩用寿胎丸合异功散为主方随证加减治疗早期先兆流产的经验，在治疗上以补肾健脾、固冲安胎为大法，根据具体辨证而酌情加减，用寿胎丸合异功散加减化裁治疗，主方如下：菟丝子、桑寄生、续断、南沙参、茯苓、白术、陈皮、枸杞子。随证加减：兼心烦失眠者加百合、酸枣仁；兼血虚者加桑椹、白芍；兼有热象而出血者加苎麻根、黄芩、桑叶、藕节；兼腹痛明显者加白芍、甘草缓急止痛；恶心呕吐者加苏梗、砂仁等，临床收效良好。

（三）四逆散与异功散合方

毛志远[85]等报道了四逆散合异功散治疗非酒精性脂肪肝30例临床观察，取得较好疗效。60例非酒精性脂肪肝患者随机分为两组，治疗组采用四逆散合异功散加味：柴胡、陈皮各10g，枳实、芍药、白术各15g，党参、茯苓各20g，甘草6g，生姜3片，红枣10枚。每日1剂，水煎300mL，分早晚2次服。对照组：复方丹参片每次3~5片，每日3次；护肝片每次2片，每日3次。两组均以3个月为一个疗程，治疗期间均停用其他降脂药。治疗结果：经一个疗程治疗后，治疗组30例中，显效19例，有效8例，无效3例，总有效率为91%；对照组30例中，显效9例，有效10例，无效11例，总有效率为63%。两组总有效率比较有非常显著性差异（P<0.01）。

劳士权[86]等报道了四逆异功散治疗腹泻型肠易激综合征38例疗效，观察四逆异功散治疗腹泻型肠易激综合征的临床疗效。方法：将72例腹泻型肠易激综合征患者随机分为两组，治疗组38例予以四逆异功散，方药组成为：柴胡10g，白芍15g，枳壳10g，陈皮10g，太子参30g，白术30g，茯苓15g，甘草6g，陈皮6g，干姜10g，炒黄连6g，木香10g；对照组34例给服培菲康胶囊及谷维素；比较两组临床疗效。结果：治疗组临床症状积分改善显著优于对照组，临床总有效率明显高于对照组。结论：四逆异功散治疗腹泻型肠易激综合征具有良好疗效。

第二节　名医经验与医案

一、董幼祺教授

董幼祺教授是国家级非物质文化遗产代表性项目——董氏儿科第六代传人，第四批全国名老中医药专家学术经验继承工作指导老师，浙江省名中医，世界中医药学会联合会儿科专业委员会顾问，中华中医药学会儿科分会副主任委员，浙江中医药大学兼职教授，硕士生导师。董教授从事中医儿科临床、教学、科研工作四十余载，秉渊源家学于一身，诊疗100余万人次，临床经验丰富，用药精练准确，对某些疾病的领略常有自己的独到之处。

沈达[87]报道了董幼祺运用培土生金法治小儿咳喘缓解期经验，董幼祺教授在治疗小儿咳喘等疾病上屡建奇功，自创在肺系表证急性发作后的缓解期施以培土生金之法，使患儿得以减少复发次数乃至痊愈。常用异功散加减治疗小儿咳喘等肺系疾病恢复期，疗效明显，预后良好。异功散见于北宋钱乙所著

《小儿药证直诀》，由人参、白术、茯苓、甘草、陈皮五味药组成。方中人参甘温，扶脾养胃，补中益气，使脾胃健旺，运化力强而化生气血；白术苦温，健脾燥湿，扶助运化；茯苓甘淡，合白术以健脾渗湿；陈皮芳香，行气健胃，并有"补气防壅"的作用；炙甘草甘温，补中和胃，合而用之有健脾、益气、养胃之功。本方是在《太平惠民和剂局方》四君子汤的基础上加一味陈皮而成，功在健脾、益气、和胃，有温而不燥、补而不滞的特点，故有异功之名。此方在小儿咳喘缓解期使用，并随证加减，有健脾以理肺，运化以祛痰之功。全方重点不在治肺，而在于补脾以保肺。亦为土旺则金旺，培土则生金之代表方剂之一。董老曾治疗8个月大的男孩，高热惊厥后咳喘，处方：南沙参10g，百合10g，款冬花6g，怀山药10g，茯苓10g，生扁豆10g，石斛10g，陈皮3g，生甘草3g。水煎服，7剂，煎120mL，分3次口服，效果良好。

王倩[88]总结了董幼祺教授辨证治疗小儿过敏性鼻炎经验。董幼祺教授认为小儿过敏性鼻炎外因为感受风、寒、热之邪，或异气侵袭；内因多为肺、脾虚弱。董教授将本病分为风寒型、风热型、肺气虚寒型和肺脾两虚型四型，分别治以散风通窍，清疏开窍，益肺固表、散寒通窍，益气健脾、祛风通窍，采用辛夷散、苍耳子散、辛夷散合玉屏风散、苍耳子散合异功散加减治疗，临床疗效显著。

二、汪受传教授

汪受传，男，江苏东台人。南京中医药大学教授，主任医师，博士生导师，世界中医药学会联合会儿科专业委员会会长，全国中医药高等教育学会儿科分会常务副理事长，国务院学位委员会学科评议组成员，全国临床医学专业学位指导委员会委员，国家医师资格考试中医儿科学学科组组长，国家药品食品监督管理局药品评审专家库专家，享受"国务院特殊津贴"专家，曾任多届中华中医药学会儿科分会会长。汪受传教授从事中医儿科临床、教学、科研工作三十余载，学验俱丰，在小儿疑难病辨治方面有独到的经验。

王明明[82]介绍了汪受传教授治疗小儿肺系疾病的临床经验。汪教授辨治小儿肺系疾病反复呼吸道感染，多从补肺理脾、调和营卫论治，肺脾气虚者常用玉屏风散合异功散加减，以补肺理脾，予玉屏风散补肺固表，异功散健脾助运。用药为：黄芪15g，白术10g，防风5g，陈皮5g，桂枝3g，白芍10g，炙甘草3g，煅龙骨15g，煅牡蛎15g。若汗多加浮小麦、五味子固表止汗，痰多加法半夏、紫苏子燥湿化痰，纳少厌食加炒谷芽、生山楂开胃消食，便溏者加苍术、薏苡仁健脾化湿。

三、李素卿教授

李素卿，女，主任医师，教授，1964年毕业于山东医科大学医疗系，从事临床工作43年，积累了丰富的经验。曾兼任全国中医药高等教育学会儿科分会副理事长、中央人民广播电台医学宣传顾问、国家药品食品监督管理局药品评审专家库专家、卫生技术系列高职评委会临床医学科评委、北京中西医结合学会儿科分会委员、北京中医药大学网络学院中医药网络教育课件评审专家委员会委员、北京中医药大学学报第三届临床版编委会委员、北京中医药大学第四届学术委员会委员、北京市东城区中医学会副会长。临床主张辨病与辨证相结合，擅长治疗儿科发热性疾病、咳嗽、哮喘、病毒性心肌炎、肾炎、肾病、遗尿、紫癜、小儿厌食症、抽动秽语综合征、川崎病等。

陈新[89]等总结了李素卿教授采用扶土抑木法治疗儿科疑难病症经验。李素卿教授是北京中医药大学东直门医院著名儿科专家，博士生导师，从事中医临床和教学工作五十余年，在儿科疑难病症上具有丰富的临床经验。李教授采用钩藤异功散合酸枣仁汤加减治疗小儿夜啼症，钩藤异功散合保和丸加减治疗小儿厌食症，钩藤异功散合麻子仁丸加减治疗小儿便秘症，钩藤异功散合玉真散加减治疗多发性抽动症均获得良好疗效。

四、蔡光先教授

蔡光先，男，湖南岳阳人，医学硕士，研究员，博士生导师，系国家级名中医，第五批全国名老中医药专家学术经验继承工作指导老师，国家级有突出贡献专家、享受"国务院特殊津贴"专家、第一批湖南省优秀专家、湖南省干部保健委员会咨询专家。蔡光先从事中医药教学、科研及临床工作四十余载，擅长内科疑难杂症的诊治，临床经验丰富，学术造诣颇深。

夏相宜[90]等报道了蔡光先教授运用五味异功散合过敏煎治疗小儿过敏性疾病验案举隅，介绍了运用五味异功散合过敏煎治疗小儿过敏性疾病验案3则。五味异功散出自钱乙的《小儿药证直诀》，具有温中益气的功效，主治小儿病后衰弱，元气未足，食欲不振。过敏煎是现代中医大家祝谌予的时方，药凡五味，由防风、银柴胡、乌梅、五味子、甘草组成，组方简单巧妙而不失严谨，药味平和，有收有散，有补有泻，有升有降，阴阳并调，具有御卫固表、抗过敏之功。蔡教授凭借多年临床经验指出，凡过敏试验阳性者，均可采用本方，用于治疗小儿变应性鼻炎、婴儿湿疹、儿童哮喘都取得良好疗效。

五、王道坤教授

王道坤教授是原人事部、原卫生部和国家中医药管理局确认的第三批和第五批全国名老中医药专家学术经验继承工作指导老师，甘肃省名中医，临床专攻脾胃病，特别是以治疗慢性萎缩性胃炎及癌前病变闻名海内外，临床治疗各科疾病多从脾胃入手，疗效卓著。用方多崇尚古方，常说古方乃古代名医一生临床经验的结晶，又经几百年的检验，疗效确切，异功散为王道坤教授常用之方。常建平[91]等总结了王道坤教授运用异功散经验，将异功散加减运用于黄褐斑、泄泻和胃癌的临床治疗上，取得一定的疗效。

六、李志安老中医

江西省永新县名老中医李志安副主任医师，年逾古稀，行医五十余载，早年受业于已故名医周起培，尽得其传，学验颇丰，临床注重李杲学说，尤擅活用异功散，获"李异功"之雅号。异功散原为治脾胃虚弱之证，然李老活其方，广其用，治疗疑难杂证每获奇功异效。李圣平[92]等总结了江西省永新县李志安老中医运用异功散临床经验，采用异功散加减化裁治疗颈椎结核、糖尿病、乙型脑炎恢复期肠麻痹、慢性肾小球肾炎等取得一定的临床疗效。

七、单兆伟教授

单兆伟教授为首批全国名老中医，第四、五、六批全国各老中医药专家学术经验继承工作指导老师，中华中医药学会脾胃病分会名誉主任委员。时乐等[93]介绍单兆伟治疗口臭验案1则，治疗以健脾益气、升清降浊、化滞和胃之法，方用异功散加味，脾气健、清阳升则浊气自降，口臭自除。

第三章

异功散机制探讨

第一节 动物实验研究

梁丹丹[94]等通过动物实验，研究"培土生金法"的代表方剂——异功散早期干预对支气管哮喘模型幼年小鼠气道炎症反应的作用，探索中医药防治儿童哮喘的药理机制。方法：60只7日龄BALB/c雌性幼鼠，随机分为正常对照组、模型对照组、益生菌（常乐康）组和异功散高、中、低剂量组，以卵蛋白致敏激发法成功制备哮喘幼鼠模型后，观察各组幼鼠的一般行为活动，并用HE染色法观察肺组织病理学改变，用酶联免疫法（Elisa）测定肺泡灌洗液（bronchialalveolar lavage fluid，BALF）中白细胞介素10（interleukin10，IL-10）、转化生长因子-β1（transforming growth factor-beta1，TGF-β1）和白细胞介素17（interleukin17，IL-17）的变化。异功散由人参（Panax ginseng C.A.Meyer）、白术（Atractylodes macroce phala Koidz.）、茯苓（Poria cocos(Schw.)Wolf）、广陈皮（Citrus reticulata Blanco）、甘草（Glycyrrhiza uralensis Fisch）按1：1：1：1：1比例配成，由广州中医药大学第一附属医院中药房提供，制成水煎剂，并配成含生药质量浓度为1g/mL的溶液。常乐康胶囊（酪酸梭状芽孢杆菌/婴儿型双歧杆菌二联活菌）由山东科兴生物制品有限公司提供。结果：与益生菌组类似，异功散高、中、低剂量组的炎症细胞浸润、组织损伤、水肿、上皮细胞脱落程度等，较模型对照组依次减轻，Underwood评分均显著低于模型对照组（$P<0.01$）。益生菌组及异功散高、中、低剂量组BALF中的IL-10含量均显著高于模型对照组（$P<0.01$，$P<0.05$）；益生菌组与异功散高、中、低剂量组BALF中的TGF-β1含量均高于模型对照组，其中，益生菌组与异功散高、低剂量组有统计学差异（$P<0.01$，$P<0.05$）；益生菌组与异功散高、中、低剂量组BALF中的IL-17含量均低于模型对照组，但均无统计学差异（$P>0.05$）。结论：异功散的早期干预，改善了支气管哮喘模型幼鼠的气道炎症反应，并影响了肺泡灌洗液中相关细胞因子如IL-10的含量。

刘克伟[95]等探讨幼鼠使用"培土生金法"治疗早期支气管哮喘的作用，观察其气道炎症反应。最终发现异功散在早期支气管哮喘幼鼠的治疗中能够有效改善幼鼠气道炎症指标，对IL-10具有较大的影响效果，但IL-17的差异并不显著。

Kang, JongWook[96]等报道了Igongsan（IGS，异功散）通过调节大鼠的5α-还原酶来减少睾酮诱导的良性前列腺增生的研究，IGS由五种不同的草药Citri Unshius Pericarpium、Poria Sclerotium、Glycyrrhizae Radix et Rhizoma、Atractylodis Rhizoma Alba和Ginseng Radix组成。在这项研究中，韩国研究者评估

了IGS对良性前列腺增生（BPH）的影响，BPH是一种由老年男性常见的前列腺非癌症大小增加引起的疾病。方法：通过每日注射丙酸睾酮4周诱导BPH，并研究IGS对BPH的影响。预处理后，将大鼠分成4组，每种药物处理4周。通过苏木精和伊红（H&E）染色观察组织学改变。通过蛋白质印迹分析和免疫组织化学染色证实了2型5α-还原酶（5AR-2）、雄激素受体（AR）、雌激素受体-α（ERα）和前列腺特异性抗原（PSA）。结果：IGS可减少前列腺肥大和前列腺指数，而BPH诱导的大鼠上皮厚度和管腔面积增大则恢复正常状态。特别是，作为BPH药物主要靶标的5AR-2被IGS抑制。IGS还调节包括AR和ERα等与5AR-2相互作用的因子。因此，作为BPH的主要诊断标志物的PSA被IGS治疗抑制。结论：根据我们的研究结果，本研究表明IGS可通过调节5AR来缓解BPH，这表明其作为一种新的有效的BPH治疗药物的潜力。

（附英文原文摘要：Abstract：Backgrounds Igongsan （IGS） is a traditional Korean herbal medication composed of five different herbs； Citri Unshius Pericarpium, Poria Sclerotium, Glycyrrhizae Radix et Rhizoma, Atractylodis Rhizoma Alba, and Ginseng Radix. In this study, we evaluated the effect of IGS on benign prostatic hyperplasia （BPH）, a disease resulting from a noncancerous size increase of the prostate which is common in aging men. MethodsWe induced BPH by a 4-week daily injection of testosterone propionate and investigated the effects IGS on BPH. After pre-treatment, the rats were divided into four groups and treated by each drugs for 4 weeks. Histological alteration was observed by hematoxylin and eosin （H&E） staining. Type-2 5α-reductase （5AR-2）， androgen receptor（AR）, estrogen receptor-α（ERα）and prostate specific antigen（PSA）were confirmed by western blot analysis and immunohistochemistry staining. ResultsIGS reduced the enlarged prostate and prostatic index, while the epithelium thickness and enlarged lumen area returned to their normal state in BPH-induced rats. In particular, 5AR-2, which is a major target for BPH medication, was inhibited by IGS. IGS also regulated the factors including AR and ERα to interact with 5AR-2. Consequently, PSA, a major diagnostic marker for BPH, was suppressed by IGS treatment. ConclusionBased on our findings, this study shows that IGS can alleviate BPH by regulating 5AR, suggesting its potential as a new, effective medication for BPH treatment.; Igongsan（IGS）is a traditional Korean herbal medication composed of five different herbs; Citri Unshius Pericarpium, Poria Sclerotium, Glycyrrhizae Radix et Rhizoma, Atractylodis Rhizoma Alba, and Ginseng Radix. In this study, we evaluated the effect of IGS on benign prostatic hyperplasia（BPH）, a disease resulting from a noncancerous size increase of the prostate which is common in aging men.We induced BPH by a 4-week daily injection of testosterone propionate and investigated the effects IGS on BPH. After pre-treatment, the rats were divided into four groups and treated by each drugs for 4 weeks. Histological alteration was observed by hematoxylin and eosin（H&E）staining. Type-2 5α-reductase（5AR-2）, androgen receptor（AR）, estrogen receptor-α（ERα）and prostate specific antigen（PSA）were confirmed by western blot analysis and immunohistochemistry staining.IGS reduced the enlarged prostate and prostatic index, while the epithelium thickness and enlarged lumen area returned to their normal state in BPH-induced rats. In particular, 5AR-2, which is a major target for BPH medication, was inhibited by IGS. IGS also regulated the factors including AR and ER α to interact with 5AR-2. Consequently, PSA, a major diagnostic marker for BPH, was suppressed by IGS treatment. Based on our findings, this study shows that IG S can alleviate BPH by regulating 5AR, suggesting its potential as a new, effective medication for BPH treatment.; Backgrounds: Igongsan（IGS） is a traditional Korean herbal medication composed of five different herbs； Citri Unshius Pericarpium, Poria Sclerotium, Glycyrrhizae Radix et Rhizoma, Atractylodis Rhizoma Alba, and Ginseng Radix. In this study, we evaluated the effect of IGS on benign prostatic hyperplasia （BPH）, a disease resulting from a noncancerous size increase of the prostate which is common in aging men. Methods: We induced BPH by a 4-week daily injection of testosterone propionate and investigated the effects IGS on BPH. After pre-treatment, the rats were divided into four groups and treated by each drugs for 4 weeks. Histological alteration was observed by hematoxylin and eosin （H&E） staining. Type-2 5 α -reductase （5AR-2）, androgen receptor （AR）, estrogen receptor- α （ER α ） and prostate specific antigen （PSA） were confirmed by western blot analysis and immunohistochemistry staining. Results: IGS reduced the enlarged prostate and prostatic index, while the epithelium thickness and enlarged lumen area returned to their normal state in BPH-induced rats. In particular, 5AR-2, which is a major target for

BPH medication, was inhibited by IGS. IGS also regulated the factors including AR and ER α to interact with 5AR-2. Consequently, PSA, a major diagnostic marker for BPH, was suppressed by IGS treatment. Conclusion: Based on our findings, this study shows that IGS can alleviate BPH by regulating 5AR, suggesting its potential as a new, effective medication for BPH treatment.）

刘华[97]等通过动物实验，研究了异功散早期干预对支气管哮喘幼年小鼠气道炎症的影响，以探索中医药防治支气管哮喘的机制。异功散按《小儿药证直诀》的原方（人参、茯苓、白术、陈皮、甘草1∶1∶1∶1∶1比例配方），各6g，由广州中医药大学第一附属医院中药房提供，制成水煎剂，并配成含生药约1g/mL的溶液，充分搅匀，贮于4℃冰箱备用。方法：选取7日龄BALB/c品系雌性小鼠24只，随机分为空白对照组、模型对照组和异功散组三组。以卵蛋白诱导法建立幼年小鼠的哮喘模型，观察幼鼠的一般情况，肺组织病理（HE染色）及肺泡灌洗液（bronchialalveo larlavage fluid，BALF）中白细胞介素10（interleukin10，IL-10）、转化生长因子-β1（transforming growth factor-beta1，TGF-β1）和IL-17的变化（ELISA法）。结果：与模型对照组比较，异功散组的肺组织损伤减轻；与空白对照组比较，模型对照组和异功散组BALF中IL-10、TGF-β1均显著降低（$P<0.05$），而IL-17显著增高（$P<0.05$）；与模型对照组比较，异功散组IL-10显著增高（$P<0.05$）、IL-17降低（$P<0.05$），而TGF-β1则无显著差异（$P>0.05$）。结论表明，异功散可减轻哮喘模型幼鼠的气道炎症，提高BALF中IL-10、减少BALF中IL-17的含量。

郑秦[98]等观察了异功散（YGS）对慢性病贫血（ACD）

小鼠的治疗作用。异功散按临床常用量由人参（去芦）15g、白术15g、茯苓（去皮）15g、炙甘草15g、陈皮15g组成，具体组方：生晒参（去芦）40g，产地：吉林，上海雷允上中药饮片厂，批号：1607229；炒白术40g，产地：浙江，上海雷允上中药饮片厂，批号：1606097；白茯苓（去皮）40g，产地：安徽，上海雷允上中药饮片厂，批号：1606096；蜜炙甘草40g，产地：新疆，上海雷允上中药饮片厂，批号：1603118；陈皮40g，产地：浙江，上海雷允上中药饮片厂，批号：1607129，用8倍水加减煎煮2次，每次1小时，合并滤液，调整pH值至中性，180℃蒸馏浓缩定容至100mL，60℃真空加压干燥，粉碎成100目粉，由上海中医药大学药学院制备，常温干燥保存。方法取8周龄雄性C57BL/6小鼠，腹腔注射脂多糖（0.5mg/mL），第6日腹腔注射酵母糖A（32mg/mL），第11日将模型小鼠随机分为模型组、中药干预组，另设空白对照组。当日起给予药物干预，中药干预组灌胃YGS水煎液，剂量为每日15.413g/kg生药；空白对照组、模型组灌胃0.2mL超纯水。采集外周血、肝、脾组织，采用自动细胞计数仪检测小鼠血常规；比色法检测血清铁（SI），未饱和铁结合力（UIBC）；ELISA法检测铁蛋白（SF）；普鲁士蓝染色观察肝、脾组织铁，采用Image-ProPlus6.0软件分析普鲁士蓝铁离子阳性面积百分比，RT-PCR检测小鼠肝脏铁调素基因（HAMP）mRNA的表达。结果与模型组比较，连续给药1周和2周后中药干预组小鼠血红蛋白（HB）、红细胞计数（RBC）、红细胞比容（HCT）均有显著提高（$P<0.01$或$P<0.05$），红细胞压积（MCV）无明显改善（$P>0.05$），血清SI和UIBC也明显上升（$P<0.01$或$P<0.05$），血清SF及肝、脾组织铁含量显著降低

（$P<0.01$或$P<0.05$），肝脏HAMPmRNA显著下降（$P<0.01$或$P<0.05$）。结论：YGS可以改善ACD小鼠贫血，调节其铁代谢的紊乱，这一作用可能与其对铁调素的下调有关。

Zheng Q（郑秦）[99]等报道了异功散对急性炎症小鼠模型铁平衡状态的影响。研究了异功散（YGS）汤剂对铁平衡状态的影响以及本研究中小鼠急性炎症模型的可能机制。研究结果表明，YGS通过下调HAMPmRNA水平来调节铁平衡状态，这可能取决于急性炎症期间IL-6/STAT3或BMP/HJV/SMAD途径的调节。（附英文原文摘要：We investigated the effect of Yi Gong San （YGS） decoction on iron homeostasis and the possible underlying mechanisms in a mouse model of acute inflammation in this study. Our findings suggest that YGS regulates iron homeostasis by downregulating the level of HAMP mRNA, which may depend on regulation of the IL-6/STAT3 or BMP/HJV/SMAD pathway during acute inflammation.；We investigated the effect of Yi Gong San （YGS） decoction on iron homeostasis and the possible underlying mechanisms in a mouse model of acute inflammation in this study. Our findings suggest that YGS regulates iron homeostasis by downregulating the level of HAMP mRNA, which may depend on regulation of the IL-6/STAT3 or BMP/HJV/SMAD pathway during acute inflammation.）

郑秦[100]等探讨了异功散对炎症诱发的铁代谢紊乱的影响。方法：采用40只C57BL/6小鼠随机分为空白对照组、异功散组、脂多糖组、异功散加脂多糖组，每组10只。异功散组成：生晒参40g（产地：吉林，上海青浦中药饮片有限公司，批号：20111009），炒白术40g（产地：浙江，上海康桥饮片厂，批号：120402），茯苓（去皮）40g（产地：安徽，上海康桥饮片厂，批号：120405），炙甘草40g（产地：新疆，上海信德中药饮片厂，批号：XD1211201），陈皮40g（产地：浙江，上海雷允上中药饮片厂，批号：12020325）。上述药物水煎、浓缩，60℃真空加压干燥，粉碎成100目粉，1g干粉相当于4.1g生药，由上海中医药大学药学院制备，常温干燥保存。异功散组、异功散加脂多糖组给予异功散灌胃10.57g/(kg·d)，空白对照组每只灌胃0.2mL超纯水，各组均连续灌胃7天。第8天，脂多糖组和异功散加脂多糖组腹腔注射脂多糖1.5mg/kg建立铁代谢紊乱模型，6小时后检测血常规、血清铁和肝组织铁含量、血清和肝组织白细胞介素6（IL-6）含量。结果提示，各组小鼠血常规无明显变化，差异无统计学意义（$P>0.05$）。与空白对照组比较，脂多糖组小鼠血清铁降低，肝组织铁、血清和肝组织IL-6均明显上升（$P<0.05$），而异功散加脂多糖组较脂多糖组肝组织铁、血清和肝组织IL-6均明显下降（$P<0.05$）。结论表明，异功散可改善脂多糖介导的急性炎症条件下的铁代谢紊乱，其机制可能与降低血清和肝组织IL-6有关。

Kim S J[101]等报道了传统药物Igongsan（IGS，异功散）及其成分麦角甾醇对小鼠硫酸葡聚糖钠致结肠炎的有效作用研究。溃疡性结肠炎（UC）是一种炎性肠病，被认为是慢性胃肠道疾病。IGS在韩国已被用于治疗消化系统疾病。然而，尚未详细研究IGS在肠道炎症中的改善作用和分子机制。本研究旨在探索IGS及其成分麦角甾醇在硫酸葡聚糖钠（DSS）诱导的结肠炎小鼠模型中的保护作用。通过用5%（w/v）DSS补充饮用水7天，在小鼠中诱导结肠炎。然后根据DSS诱导的结肠炎临床症状确定IGS的作用，包括体重减轻、结肠缩短、腹泻和模糊/大出血。此外，IGS的作用是根据DSS处理的小鼠的结肠组织中炎症相关基因的表达水平确定的。本研究的结果表明，用DSS治疗的小鼠表现出明显的临床症状，包括体重减轻和结肠长度减少。用IGS治疗减轻了这些症状并且抑制了肿瘤坏死因子-α和白细胞介素-6的表达水平，以及DSS处理的小鼠的结肠组织中环氧合酶-2的表达。IGS还降低了DSS处理的小鼠的结肠组织中转录因子核因子-κBp65的活化。此外，麦角甾醇显示能减轻小鼠结肠炎的DSS诱导的临床症状。总之，本研究提供了实验证据，证明IGS可能是UC患者的有效治疗药物。（附原文英文摘要：Ulcerative colitis（UC）is a type of inflammatory bowel disease and is considered a chronic gastrointestinal disorder. Igongsan（IGS）is a Korean herbal medicine, which has been used to treat digestive disorders. However, the ameliorative effect and molecular mechanisms of IGS in intestinal inflammation have not yet been studied in detail. The present study aimed to investigate the protective effects of IGS and its constituent, ergosterol, in a mouse model of dextran sulfate sodium（DSS）induced colitis. Colitis was induced in mice by supplementing their drinking water with 5%（w/v）DSS for 7 days. The effects of IGS were then determined on DSSinduced clinical signs of colitis, including weight loss, colon shortening, diarrhea and obscure/gross bleeding. In addition, the effects of IGS were determined on the expression levels of inflammationassociated genes in the colon tissue of DSStreated mice. The results of the present study demonstrated that mice treated with DSS exhibited marked clinical symptoms, including weight loss and reduced colon length. Treatment with IGS attenuated these symptoms and also suppressed the expression levels of tumor necrosis factoralpha and interleukin6, as well as the expression of cyclooxygenase2 in the colon tissue of DSStreated mice. IGS also reduced the activation of the transcription factor nuclear factor kappaBp65 in the colon tissue of DSStreated mice. In addition, ergosterol was shown to attenuate the DSSinduced clinical symptoms of colitis in mice. In conclusion, the present study provided experimental evidence that IGS may be a useful therapeutic drug for patients with UC.)

Kim S J[102]等报道了Igongsan（IGS，异功散）在小鼠腹腔巨噬细胞中通过抑制NF-κB/ Caspase-1活化的抗炎机制研究。IGS是一种草药处方，由五种不同的草药组成，包括：人参（root of Panax ginseng, Araliaceae），白术（rhizome of Atractylodes Macrocephala, Compositae），茯苓（sclerotium of Poria cocos, Polyporaceae），甘草（root and rhizome of Glycyrrhiza uralensis, Leguminosae）和陈皮（Peel of Citrus unshiu, Rutaceae），在韩国传统上用于治疗各种炎症性疾病。在这项研究中，阐明了IGS在小鼠腹腔巨噬细胞中的抗炎作用的机制。研究结果表明，IGS可抑制炎性细胞因子和前列腺素E2的产生。IGS可抑制由脂多糖（LPS）引起的环氧合酶-2和诱导型一氧化氮合酶的增强水平。此外，研究还表明，IGS的抗炎作用是通过调节LPS刺激的小鼠腹腔巨噬细胞中核因子-κB和半胱天冬酶-1的活化。讨论和结论：这些结果提供了对IGS作为开发治疗炎性疾病的新药的潜在候选物的药理学作用的新见解。（附原文英文摘要：Abstract：

Igongsan （IGS）, which is an herbal prescription composed of five different herbs, Ginseng Radix （root of Panax ginseng, Araliaceae）, Atractylodis Rhizoma Alba （rhizome of Atractylodes Macrocephala, Compositae）, Poria Sclerotium （sclerotium of Poria cocos, Polyporaceae）, Glycyrrhizae Radix et Rhizoma （root and rhizome of Glycyrrhiza uralensis, Leguminosae）, and Citri Unshius Pericarpium （Peel of Citrus unshiu, Rutaceae）, has been traditionally used in Korea to treat a variety of inflammatory diseases. In this study, we investigated to elucidate the mechanism responsible for IGS's antiinflammatory effect in mouse peritoneal macrophages. The findings demonstrate that IGS inhibited the production of inflammatory cytokine and prostaglandins E2. IGS inhibited the enhanced levels of cyclooxygenase-2 and inducible NO synthase caused by lipopolysaccharide （LPS）. Additionally,, it was shown that the antiinflammatory effect of IGS is through regulating the activation of nuclear factor-kappa B and caspase-1 in LPS-stimulated mouse peritoneal macrophages. These results provide novel insights into the pharmacological actions of IGS as a potential candidate for development of new drugs to treat inflammatory diseases. DISCUSSION AND CONCLUSION: These results provide novel insights into the pharmacological actions of IGS as a potential candidate for development of new drugs to treat inflammatory diseases.）

罗梅宏[103]等探讨了"运脾法"对炎症条件下肝源性杀菌蛋白（hepcidin）高表达的影响及其作用途径。方法：以6周龄、雌性、C57BL/6小鼠为研究对象，在给予小鼠喂饲"运脾法"代表方剂"异功散"（YGS）汤剂一周后，腹腔注射脂多糖（LPS，1mg/kg），6小时后采集；或腹腔注射重组IL-6（IL-6，1μg），3小时后采集，设置空白对照、YGS、LPS、IL-6、YGS+LPS和YGS+IL-6组。麻醉下采集外周血、肝脏及脾脏标本，全自动血细胞分析仪检测外周血细胞计数，实时定量PCR法检测肝组织hepcidin、IL-6mRNA，Western-blotting法检测肝组织State3活性。结果提示：①异功散干预后RBC、HGB、HCT等血液学参数没有明显变化，差异无统计学意义；②YGS单独作用即能显著抑制肝组织hepcidin mRNA（74.7%），与LPS组比较，有统计学差异（$P<0.01$），且YGS+LPS组与空白对照组及LPS组比较，均有统计学差异（$P<0.01$），说明其抑制作用是绝对的。结论表明：①异功散对LPS诱导的hepcidin的抑制作用不依赖红细胞生成；②异功散对IL-6有直接的抑制作用，对hepcidin的抑制作用依赖于IL-6，且作用是绝对的。

王英[104]等报道了消溃异功散对大鼠实验性胃溃疡的作用研究，探讨消溃异功散对消化性溃疡愈合的影响及其作用机理。方法：采用大鼠乙酸性胃溃疡模型，分别给予中药大中小剂量及雷尼替丁常规剂量，治疗10天后，测定溃疡指数、溃疡抑制率，并对溃疡组织进行病理组织学观察，检测血清一氧化氮和血浆内皮素水平。结果：消溃异功散大中小剂量组及雷尼替丁组溃疡指数、血浆内皮素水平明显降低，溃疡抑制率、血清一氧化氮水平明显升高，与模型组相比有显著性差异（$P<0.01$，$P<0.05$），中药大中剂量组对比西药组有显著性差异（$P<0.05$），中药小剂量组与西药组无显著性差异（$P>0.05$）。结论：消溃异功散可促进溃疡愈合，其作用机制可能与促进一氧化氮合成，抑制内皮素释放从而调节黏膜血流量的作用有关。

강창희[105]等报道了Ekongsan（EKS，异功散）对血管生成和癌症转移抑制作用的研究，EKS应该会对血管生成产生抑制作用，因为据报道其人参、甘草和陈皮等成分可抑制血管生成。此外，据报道，最近由人肠道菌群转化的几种代谢物与其原料药相比提高了效力。基于这些数据，本研究旨在确认EKS代谢物（EKS-M）是否能显著发挥抗血管生成和抗转移活性作用。因此，使用EKS和EKS-M进行活力测定、增殖测定、体外管形成测定、明胶酶谱测定、体外侵袭测定。EKS在ECV304和HT1080细胞中的毒性低于EKS-M。200μg/mL和400μg/mL的EKS-M对HT1080细胞增殖的抑制率分别为30%和42%。此外，EKS-M将管网降级为200μg/mL。EKS和EKS-M在HT1080细胞中抑制MMP-9的表达为200μg/mL和400μg/mL。EKS通过基质胶包被的转滤器降低了HT1080细胞的侵袭活性，其浓度比EKS-M更有效，为200μg/mL。这些数据表明EKS和EKS-M具有抗血管生成和抗转移活性作用。（原文为韩文，有英文摘要：Abstract：Ekongsan（EKS）was expected to have inhibitory effects on angiogenesis, considering the fact that its constituents such as Ginseng Radix, Glycyrrhizae Radix and Citri Pericarpium were reported to inhibit angiogenesis. Moreover, recently several metabolites transformed by the human intestinal microflora were reported to enhance effectiveness compared to their crude drugs. Based on these data, this study was designed to confirm whether the EKS metabolites（EKS-M）can significantly exert the anti-angiogenic and anti-metastatic activites. Hence, with EKS and

EKS–M, viability assay, proliferation assay, in vitro tube formation assay, gelatin zymogram assay, in vitro invasion assay were carried out. EKS showed less toxicity in ECV304 and HT1080 cells than EKS–M. EKS–M inhibited the proliferation of HT1080 cells by 30% at 200 μg/ml and 42% at 400μg/ml respectively. Also, EKS–M degraded the tube network at 200μg/ml. EKS and EKS–M inhibited the expression of MMP–9 at 200 and 400μg/ml in HT1080 cells. EKS reduced the invasive activity of HT1080 cells through matrigel coated transfilter at the concentration of 200μg/ml more effectively than EKS–M. These data suggest that EKS and EKS–M has anti–angiogenic and anti–metastatic activities.）

노영수[106]等报道了原料药制剂Ekongsan（异功散）对顺铂诱导的肾毒性的预防作用研究，研究目标是在体内和体外通过顺铂诱导的肾损伤确定原料药制剂Ekongsan的肾保护作用。Ekongsan通过MTT试验降低顺铂诱导兔肾近端小管和人肾皮质细胞的细胞毒性，并对顺铂诱导的人肾皮质组织持续摄入葡萄糖。与顺铂处理的大鼠相比，顺铂（0.75mg/kg，口服）预处理大鼠给予顺铂（0.75mg/kg，腹膜内）后血清中的肌酸酐和血尿素氮（BUN）水平显著降低。此外，Ekongsan的给药显著抑制顺铂注射大鼠的体重减轻。这些研究结果表明，Ekongsan是一种有效预防顺铂肾毒性的药物。（原文为韩文，有英文摘要：Abstract：Nephroprotective effects of a crude drug–preparation （Ekongsan） were determined from cisplatin induced renal injury in vivo and in vitro. Ekongsan decreased cisplatin induced the cytotoxicity on rabbit kidney proximal tubule and human renal cortical cells by MTT assays and sustained glucose consumption on cisplatin-induced human renal cortical tissue. Levels of creatinine and blood urea nitrogen（BUN）in serum after administration of cisplatin（0.75 mg/kg, i.p.）to Ekongsan（0.75 g/kg/d, p.o.）pretreated rats were markedly lower compared to those of cisplatin-treated rats. Moreover, the administration of Ekongsan significantly inhibited the loss of body weight of cisplatin-injected rats. These findings suggest that Ekongsan is an active prescription in protection against nephrotoxicity of cisplatin.）

万仁英[107]等探讨了加味异功散减毒增效的机理。方法：采用小鼠移植性肝癌（H22）动物模型，进行加味异功散与化疗药物合用缓解化疗后免疫抑制和胃肠道损害作用进而增效的实验观察。加味异功散由党参、黄芪、茯苓、白术、炙甘草、陈皮、山药、葛根、连翘、丹皮、当归等组成，购自成都中医药大学附属医院中药房，均经本校中药鉴定教研室鉴定，符合药用。给药8天，进行抑瘤率、IL-2和NK细胞活性、小肠组织MDA含量等的检测。结果显示：加味异功散与化疗药物联用后抑瘤率有一定程度提高；能显著提高荷瘤小鼠及化疗后小鼠的免疫功能，增加免疫器官重量，明显增强其IL-2和NK细胞活性；降低小肠组织中MDA含量。结论表明：加味异功散具有对化疗药增效减毒的功效，其作用机制与改善机体免疫功能、抗肠道自由基损伤等有关。

이경태[108]等报道了E-kong-san（异功散）的细胞保护和抗氧化活性。在前期研究中，E-kong-san通常用于传统医学中的治疗，已被证明可以减少体内和体外顺铂诱导的肾毒性。E-kong-san对顺铂诱导的肾毒性的显著降低使我们研究了是否是这种水提取物的作用引发了抗氧化作用的结

果。在猴肾Vero细胞中，E-kong-san以5～10mg/mL分别能够减弱2mM顺铂刺激的细胞死亡46.8%和31.8%。对1，1-二苯基-2-picrylhydrazil（DPPH）自由基和黄嘌呤/黄嘌呤氧化酶（XOD）产生的超氧阴离子自由基（O2-）E-kong-san表现出较强的自由基清除活动。我们进一步研究了E-kong-san对酶法和非酶法诱导的大鼠肝微粒体脂质过氧化的影响。此外，E-kong-san在大鼠肝微粒体中显示出对抗坏血酸/酸/Fe^{2+}和ADP/NADPH/Fe^{3+}诱导的脂质过氧化的显著抑制。基于这些结果，我们认为E-kong-san能通过其抗氧化机制减少顺铂诱导的细胞毒性。（原文为韩文，有英文摘要：Abstract: In the previous report, E-kong-san, which is usually used for recovering health in traditional medicine, has been shown to decrease cisplatin induced nephrotoxicity in vivo and in vitro. The significant reduction of E-kong-san on the cisplatin induced nephrotoxicity led us to investigate whether the effect of this water extract was a result of triggering antioxidation. In monkey kidney Vero cells, E-kong-san at 5~10mg/ml was able to attenuate 2mM cisplatin-stimulated cell death by 46.8% and 31.8%, respectively. E-kong-san showed strong free radical scavengering activities on 1,1-diphenyl-2-picrylhydrazil (DPPH) radical and xanthine/xanthine oxidase (XOD) generated superoxide anion radical (O2-). We further studied the effects of E-kong-san on lipid peroxidation in rat liver microsomes induced by enzymatic and nonenzymatic methods. Moreover, E-kong-san exhibited significant inhibition on both ascorbic acid/ Fe^{2+} and ADP/ NADPH/ Fe^{3+} induced lipid peroxidation in rat liver microsomes. Based on these results, we suggest that E-kong-san protects the cisplatin induced cytotoxicity by its antioxidative mechanism.)

黄福群[109]探讨了加味异功散健脾补血的生化机理。对脾虚治疗组、脾虚组和对照组小白鼠全血Zn、Fe含量进行动态观测，运用加味异功散（异功散加何首乌、鸡血藤、黄芪、女贞子），具体方药组成：党参20g，白术20g，云苓20g，甘草6g，陈皮4g，何首乌20g，鸡血藤20g，黄芪20g，女贞子20g，水浸煎剂喂养停大黄的脾虚治疗组小鼠。每日胃饲1mL（每mL含生药相当1g），连续治疗14天。对照组和脾虚组喂1mL蒸馏水。中药均从附属医院药房购入。结果显示，加味异功散明显提高脾虚治疗组小鼠全血Zn、Fe含量，加味异功散提高小鼠全血Zn、Fe的含量也许是其健脾补血的机理之一。

姜一陵等[110]研究异功散调节慢性病贫血（ACD）铁代谢的作用机制，认为异功散可通过降低STAT3磷酸化水平，抑制HAMPmRNA过表达，上调FPNmRNA水平，从而促进巨噬细胞内铁的外流，改善LPS诱导的RAW 264.7细胞铁代谢异常，且异功散与STAT3阻断剂在调控HAMP表达方面具有协同作用。

季玉婷等[111]观察异功散通过抑制炎症反应，对慢性病贫血小鼠脾组织结构修复的影响。方法：将60只8周龄雄性C57BL/6小鼠随机分为空白对照组、模型组、异功散组，每组20只。除空白对照组外，其余各组复制慢性病贫血小鼠模型（第1天腹腔注射脂多糖，第7天腹腔注射酵母糖A）。注射酵母糖A后第5天，异功散组灌胃异功散水煎液（$15.413 \, \text{g} \cdot \text{kg}^{-1} \cdot \text{d}^{-1}$），空白对照组、模型组灌胃0.2mL超纯水。各组分别于连续干预1周和2周后采集全血，自动细胞计数仪检测白细胞计数、中性粒细胞计数及血红蛋白水平；分离脾组织，HE染色法观察脾组织结构，电镜观察小鼠脾脏线粒体情况。结果与空白对照组比较，模型组白细胞及中性粒细胞计数升高（$P<0.01$），血红蛋白水平下降（$P<0.01$）；脾脏明显增大，脾脏指数增加（$P<0.01$），脾组织线粒体正常结构消失。连续干预1周和2周后，与模型组比较，异功散组小鼠白细胞及中性粒细胞计数明显下降（$P<0.01$），血红蛋白水平明显升高（$P<0.01$）；脾脏明显缩小，脾脏指数降低（$P<0.01$）；电镜下观察到小鼠脾脏线粒体结构接近正常，受损线粒体数量减少。结论：异功散可通过抑制炎症反应，减少炎症因子对脾组织结构的损伤，进而改善慢性病贫血小鼠的贫血状况。

周娟[112]以卵蛋白（OVA）诱发的幼年小鼠为动物模型，结合16S-rRNA测序、生物信息学分析、气相色谱/质谱（GC-MS/MS）检测，以及分子生物学技术，研究异功散早期干预对哮喘模型幼鼠的肠道菌群—短链脂肪酸—调节性T细胞机制的影响，为进一步探索中医"培土生金法"早期干预防治儿童支气管哮喘的作用机理提供实验依据。发现异功散早期干预对哮喘模型幼鼠的防治作用，可能与其影响肠道菌群代谢短链脂肪酸的调节作用相关，但可能不一定通过Treg途径。

第二节　临床试验研究

刘济[113]等通过对慢性病贫血（anemia of chronic disease，ACD）患者血清中铁调节激素（Hep）、血红蛋白（Hb）、白介素-6（IL-6）、白介素-10（IL-10）水平变化的分析，评价异功散加减联合重组人促红细胞生成素（rhEPO）治疗ACD

的疗效。方法：将本院收治的80例ACD患者，按病种分类，肺癌16例，肝癌3例，结肠癌18例，卵巢癌4例，胃癌5例，乳腺癌11例，霍奇金淋巴瘤2例，非霍奇金淋巴瘤6例，真菌感染1例，慢性支气管炎8例，重症肺炎2例，类风湿性关节炎3例，系统性红斑狼疮1例。即肿瘤相关性贫血67例，炎症性贫血9例，免疫相关疾病贫血4例。随机分为4组，每组20例。对照组仅治疗基础病，如化疗、抗感染等，不针对贫血治疗；rhEPO组给予rhEPO150U/kg，皮下注射，隔日1次；异功散组予以异功散加减（方药组成为人参、茯苓、白术、陈皮、甘草），每日1剂，早晚分服；异功散联合rhEPO组（联合组）予以异功散加减，每日1剂，早晚分服，rhEPO150U/kg，皮下注射，隔日1次。分别于治疗前及治疗后1个月，检测各组血清中Hep、Hb、IL-6、IL-10的水平。结果：与对照组比较，异功散组、rhEPO组及联合组治疗后Hb水平明显升高，而血清Hep、IL-6、IL-10水平均下降，差异均有统计学意义（$P<0.05$）；联合组较异功散组及rhEPO组治疗后Hb升高更明显，且血清Hep、IL-6、IL-10下降更显著，差异均有统计学意义（$P<0.05$）。结论提示：异功散加减可提高ACD患者Hb水平，并降低Hep、IL-6及IL-10水平，可用于ACD的治疗。异功散加减联合rhEPO治疗ACD的疗效明显优于二者的单独使用。

易帆[114]总结了异功散加味联合推拿治疗小儿厌食症的临床疗效，方法：选取本院两年多来门诊治疗的厌食症患儿，随机分为治疗组（$n=30$）和对照组（$n=30$），对照组采用异功散加味治疗，治疗组在中药治疗基础上加用推拿，记录治疗前、后患儿的食欲不振症状改善情况、中医证候症状积分，以及血红蛋白（Hb）和锌（Zn）的含量，进行统计分析，比较两组的疗效。具体治疗措施：对照组：异功散加味（组成：炙黄芪9g，党参9g，炒白术6g、茯苓9g，炙甘草3g，柴胡6g，黄芩6g，陈皮6g，白扁豆6g，炒三仙各9g，生鸡内金3g）；治疗组：在中药治疗基础上加用推拿（手法：捏脊，摩腹，补脾经，推大肠）。结果：治疗组终点指标的疗效93.33%，与对照组比较，具有统计学意义（P<0.05）；治疗组中医疗效90.00%，与对照组比较，具有统计学意义（P<0.05）；治疗组能明显改善食量减少、面色无华、神疲乏力、烦躁易怒、大便失调、恶心呕吐等症状积分，与对照组比较，具有统计学意义（P<0.05）；治疗组能明显改善Hb和Zn含量，与对照组比较，具有统计学意义（P<0.05）。结论：应用异功散加味联合推拿治疗小儿厌食症疗效可靠。

曾庆祥[115]等探讨了异功散及其加味方治疗小儿脾虚证的临床疗效并检测其对免疫功能的影响，对比研究了异功散及其加味方中药对小儿脾虚证患者唾液分泌型免疫球蛋白（SIgA）、血浆纤维连接蛋白（PFN）、周围血淋巴细胞（LC）等免疫功能的影响。方法：将脾虚证患儿112例分为两组，I组服用异功散，II组服用异功散加味方（异功散加黄芪、苍术、山楂）；治疗前后测定唾液分泌型免疫球蛋白、血浆纤维连接蛋白、周围血淋巴细胞与健康组对照。结果：治疗前，两组唾液分泌型免疫球蛋白、血浆纤维连接蛋白明显高于健康组（P<0.05或P<0.01）；治疗后45天，I组的免疫指标继续升高，而II组则明显下降；治疗后90天，两组的3项免疫指标均恢复正常。II组的异功散加味方对脾虚的免疫功能中、短期具有良好的双向调节作用，且较异功散原方的作用温和，

临床疗效结果也显示II组优于I组。II组的用方是由异功散加黄芪、苍术、山楂组成。现代药理研究表明，异功散中的四君子汤有增强细胞免疫和体液免疫作用；陈皮能促进呼吸道黏膜的分泌，有利于痰液的排出，还有增进食欲作用；黄芪可促进浆细胞增生和抗体形成，加强MPS功能，延长细胞寿命，防止感染；苍术有抗菌抗病毒作用；山楂能促进消化，同时具有抗菌功能。结论：异功散加味方能显著改善脾虚证患者临床症状和免疫功能，具有较好的双向免疫调节作用。

参考文献

［1］王瑞华.加味异功散治疗慢性萎缩性胃炎60例［J］.实用中医药杂志，2011，27（10）：679.

［2］雷远忠，罗锦贵.异功散加味治疗慢性胃炎30例分析［J］.现代中西医结合杂志，2010，19（29）：3756-3757.

［3］徐吉密.加味异功散治疗慢性萎缩性胃炎40例——附西药治疗40例对照［J］.浙江中医杂志，2004（05）：22.

［4］周萍，周滢，向阳红，等.慢性腹泻型结肠炎中医分型论治研究［J］.重庆医学，2013，42（06）：677-678.

［5］王培香，韩明亮.辨证治疗消化性溃疡88例［J］.河南中医，2004（11）：41-42.

［6］冯楚才，赵树森.异功散加味治疗胃溃疡120例临床观察［J］.实用医学进修杂志，1996，24（3）：176.

［7］马晓国，辛丽嘉，刘岩.异功散加减治疗胃脘痛110例［J］.中医药学报，1995（02）：24.

［8］郑春芳.异功散加味治疗消化性溃疡病43例［J］.湖北中医杂志，1994（01）：11.

［9］王瑞华.加味异功散治疗功能性消化不良52例体会［J］.中医药临床杂志，2004（06）：551.

［10］沈燕.不换金正气散合异功散治疗功能性消化不良的效果分析［J］.东方药膳，2019（20）：102.

［11］廖成荣，李艳景，杨英姿，等.杨廉方应用四逆散合方治疗脾胃病经验［J］.实用中医药杂志，2019，35（03）：356-357.

［12］唐希军.异功散加味治疗糖尿病性胃轻瘫临床观察［J］.中医临床研究，2016，8（14）：60-61.

［13］姚家勇.异功散加味治疗糖尿病性胃轻瘫54例临床观察［J］.云南中医中药杂志，2010，31（03）：33.

［14］李琼锋，李文宝，郭翔兵.同病异治胰腺炎两例探析［J］.中医药学刊，2003（06）：993.

［15］张鹏宏.胃下垂治疗体验［J］.光明中医，2001（02）：50.

［16］孙德龄，常秀兰.五味异功散加味治肠结核［J］.四川中医，1990（01）：34.

［17］王曦辰.加味异功散治疗腹泻型肠易激综合征（脾胃虚弱型）临床疗效观察［D］.湖北中医药大学，2019.

［18］许话.异功散合活络效灵丹治疗脾虚血瘀型慢性萎缩性胃炎临床观察［J］.光明中医，2020，35（22）：3575-3577.

［19］陈炜，张念志，韩辉.韩明向运用温法治疗慢性阻塞性肺疾病经验［J］.安徽中医药大学学报，2015，34（03）：42-43.

［20］杨以琳，魏丹蕾.加味异功散治疗脾虚夹湿型感冒后咳嗽临床观察［J］.中医临床研究，2011，3（02）：24-25.

［21］赵明元.异功散加苍术、白术治疗咳嗽治验举隅［J］.南京中医药大学学报（自然科学版），2001（06）：383.

［22］陈滨海，庞德湘."分阶"论治肺癌［J］.中医学报，2017，32（12）：2297-2300.

［23］王轶颖.陈熠运用清肺解郁法治疗肺痿浅析［J］.中医文献杂志，2019，37（4）：41-42，44.

［24］裴维焰，杨锋，戴关海.四君子汤合重组白细胞介素-2对抑瘤率和免疫调节作用的影响［J］.山东中医杂志，2007（03）：184-186.

［25］周福生，胡丽娟，王汝俊，等.健脾清热化瘀方对胃溃疡患者T细胞亚群及IL-8的影响［J］.上海中医药大学学报，2006（02）：18-20.

［26］黄朝忠，吴成哲.异功散在恶性肿瘤患者应用中的体会［J］.云南中医中药杂志，2014，35（03）：26-27.

［27］王赛赛，姚圆圆，卢雯雯，等.加味异功散在结直肠癌肝转移转化化疗中的应用研究［J］.浙江中医杂志，2019，54（08）：583-584.

［28］陆平.硝矾片合异功散加味治疗缺铁性贫血28例［J］.上海中医药杂志，1985（10）：28-29.

［29］和婧伟，汪永红，孙雯，等.时毓民分期辨治儿童慢性特发性中性粒细胞减少症经验撷英［J］.上海中医药杂志，2020，54（2）：1-5.

［30］薛城，郑秦，季玉婷，等.异功散联合常规西药治疗慢性病贫血（脾气虚证）的随机、双盲、安慰剂对照临床研究［J］.上海中医药杂志，2020，54（S1）：81-85.

［31］陈燕华.异功散加味治疗小儿厌食症30例［J］.河南中医，2015，35（01）：189-190.

［32］杨素梅.异功散加味联合刺四缝治疗小儿厌食30例疗效观察［J］.中国社区医师（医学专业），2013，15（10）：244.

［33］韩暄，赵丽萍.异功散联合刺四缝治疗小儿厌食60例［J］.中国中医药现代远程教育，2013，11（19）：47.

［34］邹丽萍.中医辨证治疗小儿厌食症120例［J］.中国医药指南，2012，10（10）：284-285.

［35］王雪霞.加味异功散治疗小儿厌食症45例［J］.实用中医药杂志，2011，27（12）：837.

［36］黄家福，冯勇.加味异功散治疗小儿厌食症62例疗效观察［J］.河北中医，2011，33（02）：217.

［37］姚菊红.异功散加减治疗小儿厌食50例［J］.实用中医药杂志，2011，27（08）：526-527.

［38］蔡宏波.加味异功散治疗小儿厌食脾胃气虚证的疗效观察［J］.中医药学报，2009，37（04）：79-80.

［39］东野长新.异功散加味治疗小儿厌食症40例［J］.河南中医，2004（11）：58.

［40］郭明玉，吴秀青，郭伟聪，等.异功散加味治疗小儿疳症235例［J］.中国中西医结合消化杂志，2004（03）：176.

［41］郭明玉，陈荣坤.异功散加味治疗小儿厌食症368例［J］.江西中医药，2001（06）：43.

［42］姚广智.加味异功散治疗小儿厌食症45例［J］.镇江医学院学报，1997（04）：498.

［43］姜鹏九.异功散加味治疗疳证64例临床小结［J］.江西中医药，1992（01）：32.

［44］王增春，王岩.加味异功散治疗血锌正常小儿厌食症32例［J］.人民军医，1991（01）：52-53.

［45］李晨.肖淑琴从肝脾论治儿童神经性厌食经验［J］.北京中医药，2019，38（3）：237-239.

［46］杨柳，徐东成，张伟.加味异功散治疗小儿脾虚泄泻55例观察［J］.黑龙江中医药，2010，39（02）：14.

［47］张在义.五味异功散加味治疗小儿慢性腹泻52例［J］.实用中医药杂志，2005（10）：613.

［48］马一帆.异功散加味治疗婴儿慢性腹泻56例疗效观察［J］.宁夏医学杂志，2001（01）：52.

［49］屠徐飞，吴志强，陈霞萍，等.加味异功散联合常规疗法治疗小儿抗生素相关性腹泻临床研究［J］.新中医，2020，52（15）：32-35.

［50］马榕花.异功散加味治疗儿童功能性便秘40例［J］.福建中医学院学报，2005（05）：16-17.

［51］姜润林.小儿杂病从脾论治验案拾粹［J］.四川中医，2016，34（03）：115-116.

［52］文华，金兰，常克，等.常克教授"五脏静法"治疗多发性抽

搐症临床经验［J］.四川中医，2020，38（04）：20-22.

［53］张泓.异功散治疗喂养困难足月小样儿的临床观察［J］.内蒙古中医药，2016，35（14）：65.

［54］张泓.异功散治疗极低出生体重儿喂养不耐受的临床观察［J］.医药前沿，2015（22）：97-99.

［55］张杰臣.异功散加减治疗小儿低热108例［J］.河南中医，2011，31（08）：904-905.

［56］黄晓萍.异功散儿科临床应用举隅［J］.四川中医，2007（11）：79.

［57］王印川.异功散在儿科临床应用［J］.陕西中医，2005（04）：364.

［58］孙晓洁，郭彩霞.五味异功散治疗小儿流涎［J］.中国社区医师，2003（03）：35.

［59］张丽霞.异功散治疗小儿感染后脾虚综合征38例［J］.湖南中医药导报，2002（05）：255.

［60］洪鸾，崔晓萍.异功散在儿科临床中的应用［J］.河北中医，1993，15（02）：30-31.

［61］夏绩恩.异功散治愈小儿盗汗［J］.四川中医，1992（03）：28.

［62］朱鸿秋，王亚娟，张路，等.多囊卵巢综合征合并先兆流产102例中医证型及治疗分析［J］.中医药临床杂志，2017，29（11）：1857-1860.

［63］孙红梅，朱颖.补肾健脾法治疗先兆流产体会［J］.山西中医，2014，30（07）：60-62.

［64］杨彩虹，曹立虎，高晓斐，等.岳仁宋教授从脾论治痤疮经验简介［J］.新中医，2012，44（07）：215-216.

［65］郑志广.调和五脏法治疗斑秃体会［J］.内蒙古中医药，2014，33（32）：34.

［66］马建国，冯燕.异功散加味治疗斑秃50例疗效观察［J］.河北中医，1998（01）：37.

［67］李宝泉.异功散加味治疗口服氯霉素引起过敏致全身毛发脱落1例［J］.中国社区医师，1992（04）：21.

［68］郭丽红，汤玉清，廖倩，等.陈明岭教授运用异功散治疗皮肤病验案举隅［J］.亚太传统医药，2017，13（18）：97-98.

［69］杨武民.湿疹当从"三焦郁"论治［J］.光明中医，1997（04）：25-27.

［70］王玎.陈明岭教授运用异功散联合玉屏风散治疗慢性荨麻疹经验总结［J］.亚太传统医药，2017，13（11）：65.

［71］余倩颖，钟如彬，孔巧巧，等.陈明岭教授辨治慢性荨麻疹经验［J］.中医临床研究，2020，12（03）：64-66.

［72］宋玮，黄慧敏，余倩颖，等.基于"症状—病机—方证"分型辨治皮肤瘙痒症［J］.中医杂志，2019，，60（18）：1607-1610.

［73］余知影，戴铭，马丽.班秀文论治妊娠病经验［J］.中医杂志，2017，58（18）：1546-1549.

［74］余万祥，程立秀，李国安，等.归芍异功散加减治疗慢性迁延性肝炎70例［J］.吉林中医药，1994（04）：20.

［75］史志宏.归芍异功散治疗小儿腹泻98例［J］.陕西中医，1992（12）：536.

［76］周祖琴，甯海燕，黎晨西，等.谢萍疏肝健脾法治疗高催乳素血症经验［J］.江西中医药，2017，48（03）：16-17.

［77］张件云.柴芍异功散为主分型辨治慢性浅表性胃炎224例总结［J］.湖南中医杂志，2011，27（05）：3-19.

［78］张维友，谭昌伟.柴芍异功散加味治疗慢性腹泻型肠易激综合征疗效观察［J］.实用中医药杂志，2007（09）：557.

［79］赵克学.柴枳异功散治疗慢性胃炎30例疗效观察［J］.云南中医中药杂志，2010，31（09）：41-42.

［80］雷胜举，章红波，李刚，等.消溃异功散治疗肠上皮化生的疗效观察［J］.湖北中医杂志，2007（01）：32-33.

［81］刘玉玲，李晓倩，刘霞，等.汪受传教授儿科临证运用玉屏风

散经验探析［J］.中医儿科杂志，2016（04）：9-12.

［82］王明明.汪受传教授治疗小儿肺系疾病经验［J］.中华中医药杂志，2011，26（11）：2602-2604.

［83］袁静，张朝晖，石晓霞，等.曾倩主任医师运用寿胎异功散治疗妇科杂病经验［J］.湖南中医杂志，2013，29（02）：27-28.

［84］缪醇，徐银静，曾倩.曾倩辨治早期先兆流产的经验［J］.四川中医，2013，31（01）：6-7.

［85］毛志远，王驰.四逆散合异功散治疗非酒精性脂肪肝30例［J］.浙江中医杂志，2009，44（06）：429.

［86］劳士权，陈笑腾.四逆异功散治疗腹泻型肠易激综合征38例疗效观察［J］.中国中医急症，2009，18（05）：712-713.

［87］沈达.董幼祺运用培土生金法治小儿咳喘缓解期经验［J］.江西中医药，2013，44（11）：17-18.

［88］王倩，董幼祺.董幼祺教授辨证治疗小儿过敏性鼻炎经验［J］.中医儿科杂志，2017，13（02）：11-13.

［89］陈新，艾敏.李素卿教授扶土抑木法治疗儿科疑难病症经验拾萃［J］.中国中医药现代远程教育，2010，8（06）：15-16.

［90］夏相宜，侯公瑾，肖长江，等.蔡光先教授运用五味异功散合过敏煎治疗小儿过敏性疾病验案举隅［J］.湖南中医药大学学报，2015，35（05）：39-41.

［91］常建平，火明才，王道坤.王道坤教授运用枳壳益胃汤经验举隅［J］.中医研究，2014，27（1）：33-34.

［92］李圣平，李莉华.李志安老中医运用异功散经验介绍［J］.新中医，1992（01）：4-6.

［93］时乐，李孝次，张梅勇，等.单兆伟治口臭验案1则［J］.中国民间疗法，2019，27（9）.

［94］梁丹丹，刘华，欧阳学认，等."培土生金法"早期干预改善支气管哮喘模型幼鼠气道炎症反应的机制［J］.暨南大学学报（自然科学与医学版），2018，39（02）：121-126.

［95］刘克伟，陈英妹，甄如义."培土生金法"对早期支气管哮喘幼鼠气道炎症影响分析［J］.中国医药科学，2020，10（13）：32-35.

［96］Kang J, Lee G H, Jung Y, et al. Igongsan reduces testosterone-induced benign prostate hyperplasia by regulating 5α-reductase in rats［J］. Molecular & cellular toxicology, 2018, 14(2): 211-220.

［97］刘华，欧阳学认，张雪丽，等.异功散早期干预对支气管哮喘幼年小鼠气道炎症的影响［J］.环球中医药，2017，10（10）：1167-1169.

［98］郑秦，姜一陵，季玉婷，等.异功散对小鼠慢性病贫血的治疗作用［J］.实验动物与比较医学，2017，37（06）：421-427.

［99］Zheng Q, Guan Y, Xia L, et al. Effect of Yi Gong San Decoction on Iron Homeostasis in a Mouse Model of Acute Inflammation［J］. Evidence-based complementary and alternative medicine, 2016, 2016: 2696410-2696480.

［100］郑秦，管宇，王志成，等.异功散对脂多糖介导的小鼠铁代谢紊乱的影响［J］.中医杂志，2015，56（20）：1767-1770.

［101］Kim S J, Shin H J, Lee G H, et al. Beneficial effects of the traditional medicine Igongsan and its constituent ergosterol on dextran sulfate sodium-induced colitis in mice［J］. Mol Med Rep, 2015, 12(3): 3549-3556.

［102］Kim S J, Shin H J, Lee B J, et al. The antiinflammatory mechanism of Igongsan in mouse peritoneal macrophages via suppression of NF-kappaB/Caspase-1 activation［J］. Phytother Res, 2014, 28(5): 736-744.

［103］罗梅宏，郑秦，管宇，等."运脾法"通过IL-6途径抑制LPS诱导的hepcidin高表达［C］.中国福建厦门：2014.

［104］王英，李刚，余小华.消溃异功散对大鼠实验性胃溃疡的作用研究［J］.中国医药导报，2007（02）：153-154.

［105］강창희，강희，신현규，etal.이공산（異功散）의혈관신생

（血管新生）및암전이（癌轉移）억제효과（抑制效果）에관한연구（研究）［J］.대한암한의학회지，2006，11（1）：41-54.

［106］노영수，안규석，장성구，etal.생약제제인이공산（異功散）의Cisplatin유도신장독성보호효과［J］.생약학회지，1998，29（3）：258-64.

［107］万仁英，刘绍唐，苗维纳，等.加味异功散减毒增效的实验研究［J］.中药新药与临床药理，2003（04）：243-245.

［108］이경태，최정혜，노영수，etal.이공산（異功散）의세포보호및항산화작용［J］.생약학회지，1999，30（3）：255-60.

［109］黄福群.加味异功散对脾虚小白鼠全血Zn、Fe的影响［J］.广东微量元素科学，1995（06）：57-59.

［110］姜一陵，郑秦，季玉婷，等.异功散调节巨噬细胞铁代谢的机制研究［J］，上海中医药大学学报，2019，33（3）：53-60+6

［111］季玉婷，郑秦，姜一陵，等.异功散通过抑制炎症反应促进慢性病贫血小鼠脾组织结构修复研究［J］.上海中医药杂志，2019，53（03）：67-71.

［112］周娟.异功散早期干预对哮喘幼鼠的肠道菌群—短链脂肪酸—Treg细胞机制研究［D］.广州中医药大学，2019.

［113］刘济，韩媛媛.异功散加减联合重组人促红细胞生成素治疗慢性病贫血的疗效研究［J］.中西医结合研究，2017，9（04）：175-178.

［114］易帆.异功散加味联合推拿治疗小儿厌食症30例［J］.现代中医药，2017，37（05）：48-50.

［115］曾庆祥，衷诚伟.异功散及其加味方对小儿脾虚证患者临床疗效及免疫功能的影响［J］.中医杂志，2003（03）：197-198.

第四章

异功散各组成药物抗炎机制研究

第一节　对炎症因子的影响

炎症因子的产生主要是通过两种信号通路进行调节的，一是NF-κB通路，该通路的激活促进了许多炎症相关基因的转录，包括IL-1β、IL-6和TNF-α，并为这些炎症因子的产生提供了基础；二是病原体相关分子模式和内源性损伤相关分子模式激活病原体识别受体（pathogen recognition receptors，PPRs），进而诱导促炎细胞因子的转录[1]。炎症因子会刺激先天免疫应答，但是它们的过度表达会引起内毒素血症，导致组织损伤、器官衰竭、休克，甚至死亡。因此，调控这些炎症因子的表达对治疗炎症性疾病有重要意义[2]。

研究显示，人参皂苷Rb1、Rf和Rg1都能抑制TNF-α、IL-1β和IL-6的表达，可以用于治疗炎症性疾病[1, 3]。人参皂苷Rg1还可以抑制LPS诱导的NO的产生[4]，同时也能通过抑制炎症小体的激活来发挥抗炎作用[1]。人参皂苷Rg3和

Re均能抑制IL-1β分泌，人参皂苷Re还可以抑制TNF-α的表达[5-6]。人参皂苷Rb2和Rd对炎症的抑制作用主要通过减少IL-6的产生来实现[7]。

白术内酯-I（AO-I）能抑制LPS诱导的炎性细胞因子TNF-α、IL-6、IL-1β和IL-13的产生，并具有剂量依赖性。此外，AO-I也可以增加抑炎症因子IL-10的产生[8]。另外的研究显示，AO-I能够剂量依赖性地抑制弗氏完全佐剂（Freunds complete adjuvant，FCA）诱导和LPS诱导的IL-1β、IL-6、TNF-α、血管内皮生长因子（VEGF）和iNOS的表达[9]。

陈皮苷、川陈皮素、橘皮素均具有抗炎作用，三者联合使用可以显著抑制LPS诱导的TNF-α、IL-1β和IL-6的表达[10]。

第二节 对炎症调控通路的调节

一、对NF-κB通路的调节

NF-κB通路是参与免疫和炎症反应调控的关键信号通路，能调控多种促炎症因子的表达。NF-κB通路主要通过两种途径激活：依赖NF-κB必要调制器（NF-κB essential modulator，NEMO）的典型通路和不依赖NEMO的不典型通路。在典型通路中，多种炎症信号刺激NEMO和IκB激酶（IκB kinases，IKK）组成的激酶复合物，导致IKK与IκB蛋白（IκB proteins，IκBs）结合并磷酸化，随后IκBs被降解，使得NF-κB能够移动到细胞核，在细胞核中与DNA上的κB位点结合并激活基因表达。

人参的多种活性成分可以通过调控NF-κB通路来抑制炎症因子的表达。研究发现，人参皂苷Rh2是通过抑制卵白蛋白（ovalbumin，OVA）诱导的IκB-α的磷酸化和退化来抑制NF-κB易位，从而起到抑制炎症的作用[11]。人参皂苷Re则通过抑制LPS与TLR-4在免疫细胞如巨噬细胞上的结合，抑制NF-κB的激活，从而减少促炎细胞因子的表达[12]。人参皂苷Rg1可以通过下调p65水平来负调控NF-κB的激活，进而抑制炎症因子的产生，达到抑制炎症的目的[1]。人参皂苷Rb1能降低环氧化酶2（COX-2）、iNOS的表达和NF-κB的激活，以及IL-1受体相关激酶1（IRAK-1）、IKK-β和MAPKs的磷酸化[2]。

甘草中的异甘草苷通过抑制IKK、细胞外信号调节激酶1/2（ERK1/2）和p38磷酸化，从而减弱NF-κB转录活性，下调iNOS、COX-2、TNF-α和IL-6，达到抗炎作用[13]。甘草醇也能够抑制NF-κB的激活。

AO-I抑制氧化修饰低密度脂蛋白（oxidized modified low density lipoprotein，Ox-LDL）刺激的血管平滑肌细胞（VSMCs）中p38MAPK和NF-κB p65的表达[14]。还有研究表明，AO-I以剂量依赖性方式抑制LPS介导的巨噬细胞中NF-κB p65和I-κBα降解的核转位[15-16]，从而起到抑制炎症的作用。

在AH Plus（炎症诱导剂）刺激的成骨细胞MC-3T3 E1中，茯苓酸能抑制NO、TNFα和IL-1β的分泌。此外，茯苓酸还能减少NF-κB配体的受体激活因子（Receptor Activator of NF-κB Ligand，RANKL）、COX-2、基质金属蛋白酶-2 和-9

（MMP-2 and -9）的产生。更重要的是，茯苓酸能显著抑制NF-κB的易位[17]。

在庆大霉素（GEN）引起大鼠肾毒性的模型中，橙皮苷（Hesperidin）能通过减弱NF-κB的表达来起到抗炎作用，同时也能抑制NF-κB介导的炎症基因（IL-6、iNOS、TNF-α、COX-2）的表达[18]。

二、对MAPK通路的影响

MAPK是炎症的另一条重要通路，包括细胞外信号调节激酶1/2（ERK1/2）、丝裂原活化蛋白激酶（p38）和c-JunN端蛋白激酶（JNK）[19]。每个MAPK信号轴至少由一个MAP3Ks、一个MAP2Ks和一个MAPKs组成，细胞内外的刺激使MAP4Ks或者GTP酶激活MAP3Ks，导致MAP2Ks的磷酸化和激活，进而磷酸化并激活MAPKs，然后活化的MAPKs磷酸化各种蛋白底物，从而调节细胞的增殖、分化、炎症反应和死亡。

p38是炎症中激活的多种信号的转导过程的交汇点，影响介导炎症过程的多种信号的转导[11]。人参皂苷Rh2[11]和Rh1[20]都可以通过抑制MAPK的磷酸化来抑制炎症。TNF-α可以显著增加ERK、p38和JNK的磷酸化水平，而人参皂苷Rb2被证实可以明显抑制TNF-α诱导的ERK、JNK和p38的激活[21]。人参皂苷Rg1能显著抑制LPS诱导的细胞外的ERK、p38和JNK的磷酸化[22]。

甘草中的异甘草素能够抑制MAPKs的激活和IKK的磷酸化，阻止NF-κB的核易位，来达到抑制LPS诱导的iNOS和COX2的表达，发挥抗炎作用[23]。

陈皮也能通过影响MAPK通路来抑制炎症，川陈皮素能阻断小胶质细胞对ERK、JNK、p38MAPKs的激活包括ERK、JNK、p38MAPKs途径，以及NF-κB的易位，如此iNOS、TNF-α和IL-1β的基因表达受抑制[24]。

三、抗氧化作用

氧化应激是由于自由基（free radicals，FR）和反应性代谢产物（即所谓的活性氧，reactive oxygen species，ROS）的产生和它们被保护机制（即抗氧化剂）消除之间的不平衡，从而导致机体损伤的状况。长时间的氧化应激的作用会导致氧化还原平衡严重受损，并损害机体的细胞和器官，氧化应激的这种作用的一个典型例子就是慢性炎症[25]。

在内源性代谢反应中，需氧细胞产生ROS，如超氧化物阴离子（O_2^-）、过氧化氢（H_2O^2）、羟基（$OH-$）等，作为分子氧化物还原的正常产物。然而，如果ROS长时间地产生，就可能使细胞的结构和功能受到损伤，并可能引起机体细胞突变和肿瘤转化。保护机体抵抗这些氧化剂损害的是一个复杂的酶性抗氧化剂和非酶性抗氧化剂系统，主要包括超氧化物歧化酶（SOD）、谷胱甘肽过氧化物酶（GPx）、谷胱甘肽（GSH）等[26]。

氧化应激在多种炎症性疾病的发生机制中都起着重要的作用，ROS是激活炎症小体的内源性危险信号之一，而炎症小体会进一步促进半胱氨酸蛋白酶caspase-1的激活和促炎细胞因子的成熟[27]。同时，低水平或短暂水平的ROS可以激活包括NF-κB和ERK/MAPK在内的多个信号通路[25]。此外，作为FR的一种，NO是炎症发生机制中的一个重要信号分子，NO与超氧化物自由基反应会产生过氧硝酸盐离子，该离子则会导致各种炎症状态[28]。因此，抑制ROS和NO的产生与抗炎作用密切相关。

人参皂苷被认为是人参根提取物中抗氧化应激和炎症的主要物质。研究显示人参皂苷Rb1可以显著降低羟基自由基（OH）和次氯酸（HOCL）这两种最强的活性氧[27]，同时还有研究表明人参皂苷Rb1预处理可以抑制肿瘤坏死因子α（TNF-α）诱导的ROS和丙二醛（MDA）的生成，提高超氧化物歧化酶（SOD）、过氧化氢酶（CAT）和谷胱甘肽过氧化物酶（GSH-Px）的活性，并降低白介素1β（interleukin-1β，IL-1β）、IL-6等诸多炎症因子的水平，从而起到抑制炎症的作用[29]。此外，人参皂苷Rg1也被证明可以降低丙氨酸氨基转移酶和天冬氨酸氨基转移酶的水平，并增强SOD的抗氧化活性，降低MDA的含量[30]，同时还有研究显示人参皂苷Rg1能调节CYP2E1、GSH-Px和ROS的水平，继而影响炎性小体和下游效应分子caspase-1的激活，并最终调控促炎细胞因子的成熟[1]。

在IL-1β处理的肝细胞中，异甘草苷可通过降低诱导型一氧化氮合成酶（iNOS）mRNA来抑制iNOS基因的表达，从而导致iNOS蛋白的减少[31]。

茯苓也具有抗氧化的功能，研究表明，茯苓中的有效成分茯苓酸与N-乙酰基-L-半胱氨酸一样，能影响ROS的去除效果，同时也能抑制NO的产生[17]。

四、小结

从以上的诸多研究结果可以得知，异功散内五味中药均能通过不同的途径起到抑制炎症的作用，异功散这个方剂不仅能够抑制各种炎症因子的产生，还能通过抗氧化和抑制信号通路的方式来抑制炎症。方中人参的活性成分是被研究最多的，它的抗炎作用也最为优秀和全面。白术和茯苓的活性成分则多是通过调节NF-κB信号通路抑制TNF-α的表达，同时茯苓的活性成分还能抑制NO和IL-1β的产生。甘草的活性成分能通过抑制IKK、ERK1/2和p38磷酸化，从而减弱NF-κB转录活性，还能抑制iNOS基因的表达。陈皮的活性成分能阻断如ERK、JNK、p38MAPKs途径激活，以及NF-κB的易位，抑制后续炎性因子的基因表达。

参考文献

［1］Li J, Yang C, Zhang S, et al. Ginsenoside Rg1 inhibits inflammatory responses via modulation of the nuclear factor κB pathway and inhibition of inflammasome activation in alcoholic hepatitis［J］. Int J Mol Med. 2018 Feb;41(2):899–907.

［2］Joh EH, Lee IA, Jung IH, et al. Ginsenoside Rb1 and its metabolite compound K inhibit IRAK-1 activation——the key step of inflammation. Biochem Pharmacol［J］. 2011 Aug 1;82(3):278–286.

［3］Kim MK, Kang H, Baek CW, et al. Antinociceptive and anti-inflammatory effects of ginsenoside Rf in a rat model of incisional pain［J］. J Ginseng Res. 2018 Apr;42(2):183–191.

［4］Sun XC, Ren XF, Chen L, et al. Glucocorticoid receptor is involved in the neuroprotective effect of ginsenoside Rg1 against inflammation-induced dopaminergic neuronal degeneration in substantia nigra. J Steroid Biochem Mol Biol［J］. 2016 Jan;155(Pt A):94–103.

［5］S.M. Park, M.S. Choi, N.W. Sohn, et al. Ginsenoside Rg3 attenuates microglia activation following systemic lipopolysaccharide treatment in mice［J］.Biol Pharm Bull, 35 (2012), pp. 1546–1552

［6］Lee IA, Hyam SR, Jang SE, et al. Ginsenoside Re ameliorates inflammation by inhibiting the binding of lipopolysaccharide to TLR4 on macrophages［J］. J Agric Food Chem. 2012 Sep 26;60(38):9595–602.

［7］刘博，俞婷，韩晓蕾，等. 人参皂苷抗炎作用及其分子机制的研究进展［J］.中国药学杂志,2019,54(04):253–258.

［8］Jun-liang Zhang, Wei-min Huang, Qi-yi Zeng, Atractylenolide I protects mice from lipopolysaccharide-induced acute lung injury ［J］. European Journal of Pharmacology, 765(2015), Pages 94–99.

［9］ChangheWang, HaijieDuan, LangchongHe, Inhibitory effect of atractylenolide I on angiogenesis in chronic inflammation in vivo and in vitro［J］. European Journal of Pharmacology, 612(2009), Pages 143–152.

［10］Su-Chen Ho, Chun-Ting Kuo, Hesperidin, nobiletin, and tangeretin are collectively responsible for the anti-neuroinflammatory capacity of tangerine peel (Citri reticulatae pericarpium)［J］. Food and Chemical Toxicology,71(2014), Pages 176–182.

［11］Li LC, Piao HM, Zheng MY, et al. Ginsenoside Rh2 attenuates allergic airway inflammation by modulating nuclear factor-κB activation in a murine model of asthma［J］. Mol Med Rep. 2015 Nov;12(5):6946–54.

［12］I.A. Lee, S.R. Hyam, S.E. Jang, et al. Ginsenoside Re ameliorates inflammation by inhibiting the binding of lipopolysaccharide to TLR4 on macrophages［J］. J Agric Food Chem, 60 (2012), pp. 9595–9602.

［13］Ji-YeonKim, Seung JaePark, Kyung-JinYun, et al. Isoliquiritigenin isolated from the roots of Glycyrrhiza uralensis inhibits LPS-induced iNOS and COX-2 expression via the attenuation of NF-κB in RAW 264.7 macrophages［J］. European Journal of Pharmacology, 584(2008), Pages 175–184.

[14] WeifengLi, WenbingZhi, FangLiu, et al. Atractylenolide I restores HO−1 expression and inhibits Ox−LDL−induced VSMCs proliferation, migration and inflammatory responses in vitro [J] . Experimental Cell Research,353(2017), Pages 26−34.

[15] Li C.Q., He L.C., Establishment of the model of white blood cell membrane chromatography and screening of antagonizing TLR4 receptor component from Atractylodes macrocephala Koidz [J] . Sci. China, Ser. C Life Sci., 49 (2006), pp. 182−189.

[16] Li C.Q., He L.C., Dong H.Y., et al. Screening for the anti−inflammatory activity of fractions and compounds from Atractylodes macrocephala koidz [J] .J. Ethnopharmacol, 114 (2007), pp. 212−217.

[17] Tae−GunKimDDS, Young−HeeLee, Nan−HeeLee, GovindaBhattarai, et al. The Antioxidant Property of Pachymic Acid Improves Bone Disturbance against AH Plus－induced Inflammation in MC−3T3 E1 Cells [J] . Journal of Endodontics, 39(2013), Pages 461−466.

[18] Perumal Subramanian, Ramaswamy Anandan, Jaime Jacqueline Jayapalan, et al. Hesperidin protects gentamicin−induced nephrotoxicity via Nrf2/HO−1 signaling and inhibits inflammation mediated by NF−κ B in rats [J] . Journal of Functional Foods, 13(2015), Pages 89−99.

[19] Huang W, Huang M, Ouyang H, et al. Oridonin inhibits vascular inflammation by blocking NF−κ B and MAPK activation [J] . Eur J Pharmacol. 2018 May 5;826:133−139.

[20] Choi YJ, Yoon JH, Cha SW, et al. Ginsenoside Rh1 inhibits the invasion and migration of THP−1 acute monocytic leukemia cells via inactivation of the MAPK signaling pathway [J] .Fitoterapia. 2011 Sep;82(6):911−919.

[21] Dai S, Hong Y, Xu J, et al. Ginsenoside Rb2 promotes glucose metabolism and attenuates fat accumulation via AKT−dependent mechanisms [J] . Biomed Pharmacother. 2018 Apr;100:93−100.

［22］ Sun XC, Ren XF, Chen L, et al. Glucocorticoid receptor is involved in the neuroprotective effect of ginsenoside Rg1 against inflammation−induced dopaminergic neuronal degeneration in substantia nigra ［J］. J Steroid Biochem Mol Biol. 2016 Jan;155(Pt A):94−103.

［23］ 孙丹丹. 异甘草素及其类似物的抗癌及抗炎机制研究［D］.兰州大学,2017.

［24］ Y. Cui, J. Wu, S.C. Jung, et al. Eun,Anti−neuroinflammatory activity of nobiletin on suppression of microglial activation［J］. Biol. Pharm. Bull., 33 (2010), pp. 1814−1821.

［25］ Durackov á Z. Some current insights into oxidative stress［J］. Physiol Res. 2010;59(4):459−69.

［26］ Reuter S, Gupta SC, Chaturvedi MM, et al. Oxidative stress, inflammation, and cancer: how are they linked?［J］. Free Radic Biol Med. 2010 Dec 1;49(11):1603−16.

［27］ Lü JM, Weakley SM, Yang Z, et al. Ginsenoside Rb1 directly scavenges hydroxyl radical and hypochlorous acid［J］. Curr Pharm Des. 2012;18(38):6339−47.

［28］ Shin YM, Jung HJ, Choi WY, et al. Antioxidative, anti−inflammatory, and matrix metalloproteinase inhibitory activities of 20(S)−ginsenoside Rg3 in cultured mammalian cell lines［J］. Mol Biol Rep. 2013 Jan;40(1):269−79.

［29］ Zhou P, Lu S, Luo Y, et al. Attenuation of TNF−α−Induced Inflammatory Injury in Endothelial Cells by Ginsenoside Rb1 via Inhibiting NF−κB, JNK and p38 Signaling Pathways［J］. Front Pharmacol. 2017 Aug 3;8:464.

［30］ Qi B, Zhang S, Guo D, et al. Protective effect and mechanism of ginsenoside Rg1 on carbon tetrachloride induced acute liver injury［J］. Mol Med Rep. 2017 Sep;16(3):2814−2822.

［31］ RyunosukeTanemoto, TetsuyaOkuyama, HirotakaMatsuo, et al.The constituents of licorice (Glycyrrhiza uralensis) differentially suppress nitric oxide production in interleukin-1 β -treated hepatocytes ［J］. Biochemistry and Biophysics Reports, 2(2015), Pages 153–159.